Pneumologisches Kolloquium 1

Pneumologisches Kolloquium 1

Betablockade und Atemwegsfunktion

Bronchopulmonale Nebenwirkungen von Betarezeptorenblockern

Herausgegeben von

Peter Dorow und Horst Schmutzler

mit Beiträgen von

H. Bleckmann, O. E. Brodde, P. Dorow, R. Felix, G. Hitzenberger, F. V. Kohl, K. Lanser, W. J. Louis, H. Matthys, K. H. Rühle, H. Schmutzler, U. Tönnesmann, Th. Weiss, P. v. Wichert

Walter de Gruyter
Berlin · New York 1985

Priv. Doz. Dr. med. Peter Dorow
Prof. Dr. med. Horst Schmutzler
Freie Universität Berlin, Klinikum Charlottenburg
Abt. Kardiologie u. Pulmologie
Spandauer Damm 130
D-1000 Berlin 19

CIP-Kurztitelaufnahme der Deutschen Bibliothek

Betablockade und Atemwegsfunktion : bronchopulmonale Nebenwirkungen von Betarezeptorenblockern / [3. Charlottenburger Pneumolog. Gespräch]. Hrsg. von Peter Dorow u. Horst Schmutzler. Mit Beitr. von H. Bleckmann ... – Berlin ; New York : de Gruyter, 1985.
(Pneumologisches Kolloquium ; 1)
ISBN 3-11-010126-2

NE: Dorow, Peter [Hrsg.]; Bleckmann, Heinrich [Mitverf.]; Charlottenburger Pneumologisches Gespräch ⟨03, 1984⟩; Pneumologisches Kolloquium: Pneumologisches Kolloquium

Satz und Druck: Arthur Collignon GmbH, Berlin.
Bindung: Dieter Mikolai, Berlin.
Umschlagsentwurf: Rudolf Hübler, Berlin.

Vorwort

Betarezeptorenblocker haben sich in den letzten 20 Jahren zu einem festen Bestandteil der Pharmakotherapie der Angina pectoris, der arteriellen Hypertonie und des Glaukoms entwickelt.

Unerwünschte pharmakologische Wirkungen können eine Herzinsuffizienz, ein AV-Block, Abnahme der peripheren Durchblutung, Erhöhung des Bronchialtonus, Hypoglykämien und Bradykardien sein.

Bei richtiger Patientenauswahl ist jedoch die Nebenwirkungsrate äußerst gering. Zu den schwerwiegensten Nebenwirkungen dürfte der durch Beta-Blockade induzierte Bronchospasmus zählen. Es erscheint insbesondere für den Nicht-Pneumologen schwierig zu sein, sogenannte Risikopatienten zu erkennen.

Das 3. Charlottenburger Pneumologische Gespräch sollte dazu beitragen, die Problematik bei der Verordnung von Betarezeptorenblockern aus pneumologischer Sicht zu definieren und entsprechende Ratschläge zu erteilen.

Wir möchten unseren Dank an all jene Kolleginnen und Kollegen aussprechen, die zum Erfolg des 3. Charlottenburger Pneumologischen Gespräches beigetragen haben, den Rednern und auch den Teilnehmern in der Diskussion.

P. Dorow, H. Schmutzler

Autorenverzeichnis

Prof. Dr. H. Bleckmann
Freie Universität Berlin, Klinikum Charlottenburg
Augenklinik
Spandauer Damm 130
D-1000 Berlin 19

Priv.-Doz. Dr. O. E. Brodde
Universitätsklinik, Abt. für Nieren- u. Hochdruckkranke
Hufelandstr. 44
D-4300 Essen

Priv.-Doz. Dr. P. Dorow
Freie Universität Berlin, Klinikum Charlottenburg
Abt. Kardiologie u. Pulmologie
Spandauer Damm 130
D-1000 Berlin 19

Prof. Dr. R. Felix
Freie Universität Berlin, Klinikum Charlottenburg
Abt. Radiologie u. Poliklinik
Spandauer Damm 130
D-1000 Berlin 19

Prof. Dr. G. Hitzenberger
1. Med. Universitätsklinik
Abt. für klin. Pharmakologie
Lazarettgasse 14
A-1090 Wien

Priv.-Doz. Dr. F. V. Kohl
Med. Poliklinik, Klinikum d. Philipps-Universität
Emil-Mankopff-Straße
D-3550 Marburg

Prof. Dr. K. Lanser
Med. Poliklinik, Klinikum d. Philipps-Universität Marburg
Emil-Mankopff-Straße
D-3550 Marburg

Prof. Dr. W. J. Louis
Department of Clinical Pharmacology and Therapeutics
Austin-Hospital Heidelberg
Victoria/Australien

Prof. Dr. H. Matthys
Klinikum der Albert-Ludwigs-Universität
Robert Koch Klinik, Abt. Pulmologie
Hugstetter Str. 55
D-7800 Freiburg

Prof. Dr. K. H. Rühle
Klinikum der Albert-Ludwigs-Universität
Robert-Koch-Klinik, Abt. Pulmologie
Hugstetter Str. 55
D-7800 Freiburg

Prof. Dr. H. Schmutzler
Freie Universität Berlin, Klinikum Charlottenburg
Abt. Kardiologie u. Pulmologie
Spandauer Damm 130
D-1000 Berlin 19

Dr. U. Tönnesmann
Freie Universität Berlin, Klinikum Charlottenburg
Abt. Kardiologie u. Pulmologie
Spandauer Damm 130
D-1000 Berlin 19

Dr. Th. Weiss
Freie Universität Berlin, Klinikum Charlottenburg
Abt. Radiologie u. Poliklinik
Spandauer Damm 130
D-1000 Berlin 19

Prof. Dr. P. v. Wichert
Med. Poliklinik, Klinikum d. Philipps-Universität
Emil-Mankopff-Straße
D-3550 Marburg

Inhalt

Einführung

P. Dorow

1. Historischer Abriß

1897 berichtete Dale, daß die blutdrucksteigernde Wirkung des Adrenalin durch Mutterkornalkaloide verhindert werden kann. 1905 wurde von Ehrlich und Langley der Rezeptorbegriff eingeführt. Ehrlich unterschied zwei Anteile einer pharmakologischen Substanz. Eine haptophore Gruppe, die für die Verteilung und selektive Bindung an das Erfolgsorgan, und eine actophore Gruppe, die für die spezifische pharmakologische Wirkung (23) verantwortlich sein sollte. Dale wandte 1906 die Rezeptortheorie auf das sympathische Nervensystem an. 1948 begründete Ahlquist die Zweirezeptorentheorie des sympathischen Nervensystems (7). Er beschrieb die zwei Rezeptortypen, die als alpha- und beta-adenotrope Rezeptoren bezeichnet werden. Als Überträgersubstanz wurde das Adrenalin (7) angesehen. Im selben Jahr berichteten Powell und Slater, daß mit Dichloriosprenalin (= Dichlorisoproterenol) eine spezifische Betablockade möglich sei.

1962 wurde von Black und Stephenson der erste Betarezeptorenblocker (Pronethalol) vorgestellt. Zwei Jahre später fand jedoch erst Propranolol (46) seine klinische Anwendung.

In den darauffolgenden Jahren wurden zahlreiche Untersuchungen mit diesem Betarezeptorenblocker durchgeführt (31, 32, 39).

Als Folge von Stimulationsversuchen mit Adrenalin, Noradrenalin und Isoproterenol schlug Lands (34, 35) 1967 eine Unterteilung in $beta_1$- und $beta_2$-Rezeptoren vor. Lands teilte die Rezeptoren unterschiedlichen Organsystemen zu. Durch die Arbeiten von Ablad und Carlsson (3, 4, 5, 6) in den Jahren 1972 bis 1976 konnte jedoch gezeigt werden, daß spezifisch betablockierende Substanzen nur eine Teilorganselektivität besitzen.

Nach 1968 erfolgte die Einführung weiterer Betarezeptorenblocker mit unterschiedlicher chemischer Konstitution. Insbesondere erhoffte man sich durch die Einführung nicht organspezifischer Betarezeptorenblocker mit adrenerger Eigenwirkung (9, 21, 43) und sogenannter kardioselektiver Betarezeptorenblokker (26, 27) eine Reduzierung der Nebenwirkungen.

2. Betarezeptorenblocker

2.1. Pharmakologie

Die im Handel befindlichen Betarezeptorenblocker leiten sich chemisch von Isoprenalin ab. Die Affinität zum Rezeptor ist durch den n-ständigen Alkylsubstituenten und durch die Stellung der OH-Gruppe am asymmetrischen C-Atom der aliphatischen Seitenkette determiniert. Als Folge des asymmetrischen C-Atoms gibt es ein linksdrehendes und ein rechtsdrehendes Enantiomer.

Die linksdrehenden Formen besitzen spezifische betablockierende Wirkung. Die unspezifischen und membranstabilisierenden Wirkungen gehen dagegen von beiden optischen Isomeren aus (47).

Die pharmakologische Beurteilung der Betarezeptorenblocker beinhaltet pharmakodynamische (relative Wirkstärke) $beta_1$-, $beta_2$-Selektivität, beta-sympathikomimetische Eigenwirkung, membranstabilisierende Wirkung und pharmakodynamische (Resorption, Leberpassage, Bildung stoffwechselwirksamer Metabolite, Eiweißbindung, Verteilung, Bioverfügbarkeit, Plasmahalbwertszeit, Eliminationswert) Kriterien (1, 2, 16, 24).

Die relative Wirkstärke eines Betarezeptorenblockers wird durch die Reduzierung einer pharmakologisch (Isoprenalin) gesteigerten Herzfrequenz geprüft. Als Basis-Betarezeptorenblocker dient Propranolol, dessen Wirkstärke mit 1 festgelegt wurde.

Die pharmakologischen Profile der Betarezeptorenblocker weisen nicht unerhebliche Variationsbreiten auf. Die Unterteilung der beta-Rezeptoren in $beta_1$- und $beta_2$-Rezeptoren veranlaßte die Entwicklung sogenannter $beta_1$-selektiver Betarezeptorenblocker. Jedoch wird die $beta_1$-Selektivität dadurch eingeschränkt, daß zum Beispiel die Organe Herz ($beta_1$ — — $beta_2$), die Bronchialmuskulatur ($beta_2$ — — $beta_1$) und das periphere arterielle Gefäßsystem ($beta_2$ — — $beta_1$) neben $beta_1$- auch $beta_2$-Rezeptoren enthalten und Betablocker an beide Rezeptoren binden. Dies verdeutlicht, daß mit steigenden Konzentrationen die Kardioselektivität nicht gewährleistet sein kann.

Die Neigung zu Hypoglykämien soll jedoch unter der Behandlung mit sogenannten kardioselektiven Betarezeptorenblockern geringer sein (26, 27). Trotzdem dürfte der praktisch-therapeutische Vorteil $beta_1$-selektiver Betarezeptorenblokker noch nicht restlos abgesichert sein.

Die Art der Substitution am aromatischen Ring bestimmt das Ausmaß der Intrinsic-Aktivität. Unter dem Begriff „Intrinsic-Aktivität" versteht man eine rezeptoragonistische Restaktivität.

Die Ruhefrequenz wird durch Betarezeptorenblocker mit starker Intrinsic-Aktivität weniger gesenkt als durch andere Betarezeptorenblocker. Bei gesteigertem endogenen Sympathiko-Antrieb sind jedoch Effekte der Intrinsic-Aktivität nur in geringem Maße erkennbar.

Einzelne Betarezeptorenblocker besitzen eine unspezifische Membranwirkung (30). Dies äußert sich im Tierversuch in Form der negativen Inotropie oder Chronotropie. Auf das Aktionspotential wird eine chinidinartige Wirkung ausgeübt. Diese Eigenschaft steht im Zusammenhang mit der Lipidlöslichkeit des betreffenden Betarezeptorenblockers. Die Fettlöslichkeit ist beim Propranolol am stärksten ausgeprägt, bei Pindolol und Metoprolol nur schwach. Der membrandichtende Effekt ist nicht an die stereospezifische Betarezeptorenblokkade gebunden. Die unspezifische Membranwirkung hat keine klinische Bedeutung, da die erforderlichen Plasmakonzentrationen bei therapeutischer Anwendung nicht erreicht werden.

Auch der antiarrhythmische Einfluß der Betarezeptorenblocker ist Folge adrenerger Blockade und nicht durch einen chinidinartigen Effekt zu erklären. So zeigte sich, daß Betarezeptorenblocker mit unterschiedlicher Lipidlöslichkeit in vergleichbaren Dosierungen fast identische antiarrhythmische Wirkung besitzen.

Betarezeptorenblocker werden aus dem Gastrointestinaltrakt schnell und vollständig resorbiert. Bei der ersten Leberpassage (first pass effect) kommt es zu einer Aufspaltung oder Umwandlung, wobei zum Teil wirksame Metabolite entstehen.

Die Metabolisierungsrate steht in Abhängigkeit zur Fettlöslichkeit. Dementsprechend besitzt der Betarezeptorenblocker Propranolol eine geringe Bioverfügbarkeit (30 %). Der weniger lipidlösliche Betarezeptorenblocker Metoprolol weist eine Bioverfügbarkeit von 40 bis 50 %, Pindolol von 60 bis 100 % auf. Die biologische Verfügbarkeit ist jedoch dosisabhängig. Bei oraler Applikation kommt es mit ansteigender Dosierung zu einer höheren Bioverfügbarkeit.

Die Verteilung der Betarezeptorenblocker zwischen Blut und Gewebe erfolgt schnell. Die Verteilungshalbwertszeit liegt zwischen 5 (Practolol) und 36 (Acebutolol) Minuten. Die Eliminationshalbwertszeit schwankt zwischen 1 bis 2 (Oxprenolol) und 5 bis 13 (Practolol) Stunden. Lipophile Substanzen (Propranolol) werden fast ausschließlich in der Leber metabolisiert, wogegen hydrophile Substanzen überwiegend über die Nieren ausgeschieden werden.

2.2. Indikationen

Als gesicherte Indikationen für Betarezeptorenblocker gelten:

1. Hypertonie
2. Angina pectoris

3. tachykarde supraventrikuläre Herzrhythmusstörungen
4. hyperdyname Formen der funktionellen kardiovaskulären Störungen
5. Glaukom

Unsichere Indikationen für Betarezeptorenblocker sind:

1. Myokardinfarkt (Akut- und Langzeittherapie)
2. hypertrophische Subaortenstenose
3. neurologisch-psychiatrische Krankheitsbilder:
   a) essentieller und Parkinson-Tremor
   b) Migräne
   c) Psychosen
   d) Entzugssyndrome.

2.3. Nebenwirkungen

Unerwünschte Effekte einer Betarezeptorenblocker-Therapie können metabolische und hormonelle Veränderungen sein (36, 26, 27), die jedoch nur selten zu schweren metabolischen Störungen, die praktisch ausschließlich den Kohlenhydratstoffwechsel betreffen, führen.

1966 berichteten Kotler et al. (33) über Fälle von Hypoglykämien. Untersuchungen von Misbin et al. (44) führten zu der Vermutung, daß Hypoglykämien unter Betarezeptorenblockade nur bei verminderter hepatischer Glykogenreserve auftreten. Experimentell nachgewiesene Stoffwechselveränderungen führen jedoch nicht zu klinisch relevanten Nebenwirkungen.

Neben vaskulären Effekten dürften bronchiale Funktionsstörungen im Vordergrund stehen (12, 13, 15, 17, 18, 19, 21, 41, 47, 50, 53, 54, 57). Kurz nach Einführung von Propranolol wurde bereits 1964 (41) darauf hingewiesen, daß Betarezeptorenblocker bei Patienten mit Asthma bronchiale nicht appliziert werden sollten. McNeil et al. zeigten an Patienten mit Asthma bronchiale (Tabelle 1), daß nach intravenöser Injektion von 5 mg und 10 mg Propranolol ein deutlicher Abfall des forciert exspiratorischen Volumens in der ersten Sekunde eintrat. Er wies darauf hin, daß Betarezeptorenblocker bei Asthmatikern mit Vorsicht gegeben werden sollten. Im Jahre 1966 konnte McNeil (42) in einer erneuten Studie diese Ergebnisse bestätigen. In einer weiteren Untersuchung fand er bei fünf lungengesunden Patienten nach intravenöser Applikation von 10 mg Propranolol bis auf einen Fall eine leichte Zunahme der totalen Resistance. Diese Ergebnisse wurden 1967 von MacDonald et al. (38) zum Teil bestätigt. Nach intravenöser Injektion von 10 mg Propranolol bei 18 lungengesunden Patienten kam es zu einer Zunahme der mittleren totalen Resistance um 0,84 cm $H_2O/1/sec$. Die Erhöhung der totalen Resistance trat zum Teil bereits zwei Minuten nach der Injektion auf.

Tab. 1

Autor	L n	c.B. n	a.b. n	o.E. n	COLD n	β-Blocker	o	i.v.	Änderungen von $FEV_{1,0}$ (l) 0	2–15 min	30–45 min	60 min	90 min	120 min	Änderungen von R_t ($cmH_2O/l/sec$) 0	2–15 min	30–45 min	60 min	90 min	120 min
Mc Neil	–	–	3	–	–	P: 10 mg	–	X	2,420	–	1,876	1,965	–	–	–	–	–	–	–	–
1964	–	–	7	–	–	P: 5 mg	–	X	1,692	–	1,390	1,445	–	–	–	–	–	–	–	–
Mc Neil	–	–	10	–	–	P: 10 mg	–	X	3,100	–	1,500	1,700	–	–	–	–	–	–	–	–
1966	5	–	–	–	–	P: 10 mg	–	X	–	–	–	–	–	–	2,3	–	3,0	–	–	–
Mac Donald	–	–	7	–	–	P: 5 mg	–	X	–	–	–	–	–	–	0,9	2,19	–	–	–	–
1967	18	–	–	–	–	P: 10 mg	–	X	–	–	–	–	–	–	1,06	1,90	–	–	–	–
Mac Donald 1968	–	–	10	–	–	P: 5 mg	–	X	1,532	0,864	–	–	–	–	2,53	4,45	–	–	–	–
Richardson	10	–	–	–	–	P: 10 mg	–	X	4,140	4,050	–	–	–	–	1,41	1,44	–	–	–	–
1969	–	–	5	–	–	P: 10 mg	–	X	4,540	4,890	–	–	–	–	1,90	2,79	–	–	–	–
Wettengel 1970	–	10	–	–	–	P: 5 mg	–	X	1,605	1,408	–	–	–	–	–	–	–	–	–	–
Beumer	–	–	25	–	–	P: 2 mg	–	X	3,580	3,150	–	–	–	–	–	–	–	–	–	–
1971	–	–	–	–	–	P: 5 mg	–	X	3,270	2,830	–	–	–	–	–	–	–	–	–	–
	–	–	–	–	–	P: 10 mg	–	X	3,460	3,070	–	–	–	–	–	–	–	–	–	–
Thiringer	–	–	8	–	–	P: 40 mg	X	–	2,000	1,850	–	–	–	–	–	–	–	–	–	–
1974	–	–	–	–	–	M: 50 mg	X	–	2,010	2,000	–	–	–	–	–	–	–	–	–	–
	–	–	–	–	–	M: 100 mg	X	–	2,020	1,970	–	–	–	–	–	–	–	–	–	–
Skinner 1975	–	–	10	–	–	P: 5 mg	–	X	2,760	–	2,140	2,150	–	–	–	–	–	–	–	–
Johnsson	–	–	7	–	–	P: 4,4 mg	–	X	1,290	1,090	–	–	–	–	–	–	–	–	–	–
1975	–	–	–	–	–	M: 8,8 mg	–	X	1,300	1,180	–	–	–	–	–	–	–	–	–	–
Beil, 1977	–	–	–	–	22	P: 80 mg	X	X	–	–	–	–	–	–	4,8	–	5,9	6,7	–	–
Benson	–	–	–	–	12	P: 100 mg	X	–	3,710	3,310	–	–	–	–	–	–	–	–	–	–
1977	–	–	–	–	–	V: 5 mg	X	–	3,620	3,430	–	–	–	–	–	–	–	–	–	–
Scholtze	–	15	–	–	–	P: 40 mg	–	–	1,653	–	–	–	–	1,458	–	–	–	–	–	–
1978	–	–	–	–	–	M: 100 mg	–	–	1,568	–	–	–	–	1,800	–	–	–	–	–	–
v. Wichert	–	–	–	–	–	V: 5 mg	X	–	–	–	–	–	–	–	3,1	–	–	–	3,18	–
1979	–	–	–	–	–	M. 100 mg	X	–	–	–	–	–	–	–	4,0	–	–	–	3,03	–
Ulmer	–	–	–	–	8	P: 100 mg	X	–	–	–	–	–	–	–	4,5	–	–	5,1	–	6,7
1980	–	–	–	–	–	V: 5 mg	X	–	–	–	–	–	–	–	5,0	–	–	5,1	–	5,1
Ulmer, 1980	–	–	–	–	10	M: 100 mg	X	–	–	–	–	–	–	–	5,9	–	–	7,23	–	6,09

L: Lungengesunde; c.B.: chronisch obstruktive Bronchitis; a.b.: asthma bronchiale; o.E.: obstruktives Emphysem; COLD: chronisch obstruktive Atemwegserkrankung; P: Propranolol; M: Metoprolol; V: Pindolol

Bei sieben Asthmatikern kam es nach intravenöser Injektion von 5 mg Propranolol zu einer Zunahme der mittleren totalen Resistance um 1,29 cm H_2O/1/sec. Nach vorheriger Gabe von 1,2 mg Atropinsulfat intravenös war der Anstieg der totalen Resistance nach Applikation von 5 mg Propranolol intravenös weitaus geringer. Diese Ergebnisse wurden 1968 in einer erneuten Studie von MacDonald et al. (38) bestätigt. Von Wettengel (54) allerdings berichtete zwei Jahre später, daß nach intravenöser Applikation von 5 mg Propranolol bei lungengesunden Patienten keine signifikante Änderung der Vitalkapazität, der exspiratorischen Sekundenkapazität oder der viskösen Atemarbeit eintrat. Bei Patienten mit obstruktiver Atemwegserkrankung kam es zu einer Zunahme der viskösen Atemarbeit und Abnahme der Vitalkapazität und des forciert exspiratorischen Volumens in der ersten Sekunde. 1971 zeigten Beumer et al. (14) bei Patienten mit Asthma bronchiale eine signifikante Verschlechterung des forciert exspiratorischen Volumens in der ersten Sekunde und Erhöhung der Stickstoffauswaschzeit nach intravenöser Injektion von 2 bis 10 mg Propranolol. 1977 zeigten Ulmer et al. (51), daß bei Patienten mit chronisch obstruktiver Atemwegserkrankung zwei Stunden nach oraler Einnahme von 100 mg Propranolol ein mittlerer Anstieg des Strömungswiderstandes um 44 % eintrat. 6 Stunden nach Einnahme des Betarezeptorenblockers betrug der durchschnittliche Anstieg des Atemwegswiderstandes immer noch 18 %.

Mit der Entwicklung und Einführung sogenannter kardioselektiver Betarezeptorenblocker erhoffte man sich, daß Bronchokonstriktionen seltener hervorgerufen werden.

Vom theoretischen Konzept ist es auch verständlich, daß der Atemwegswiderstand beim Asthma bronchiale unter $beta_1$-selektiver Betarezeptorenblockade geringer ansteigt als nach äquipotenten Dosen von Propranolol. Dieses wurde auch durch zahlreiche Studien (20, 21, 32, 52) belegt. Formgren (25) fand keinen signifikanten Abfall des forciert exspiratorischen Volumens in der ersten Sekunde nach Applikation von 100 mg Metoprolol bei 17 Patienten mit Asthma bronchiale. Diese Ergebnisse wurden 1979 von Mue et al. (45) bestätigt, der 60 und 120 Minuten nach Applikation von 40 mg Metoprolol oral bei Patienten mit Asthma bronchiale keine Beeinträchtigung der Ventilation im Vergleich zu Placebo fand. Thiringer et al. (49) berichteten jedoch über eine Abnahme des forciert exspiratorischen Volumens in der ersten Sekunde ($\bar{X}$ 0,29 l) 30 Minuten nach oraler Einnahme von 40 mg Propranolol bei Patienten mit Asthma bronchiale.

Aufgrund der vorliegenden Untersuchungen (8, 10, 48, 52, 54) muß angenommen werden, daß bei Patienten mit chronisch obstruktiver Atemwegserkrankung der therapeutische Vorteil kardioselektiver Betarezeptorenblocker im Vergleich zu nicht selektiven Betarezeptorenblockern begrenzt ist. Mit steigender Dosis $beta_1$-selektiver Betarezeptorenblocker (14, 15, 22) dürfte die sogenannte Kardioselektivität an Bedeutung verlieren.

Auch mit der Einführung von Betarezeptorenblockern mit sympathoadrenerger Eigenwirkung erhoffte man sich eine Abnahme bronchopulmonaler Nebenwirkungen.

In einzelnen Untersuchungen (21, 28, 29, 40, 51) konnte gezeigt werden, daß Pindolol bei Patienten mit chronisch obstruktiver Atemwegserkrankung eine geringere Beeinträchtigung der Ventilation verursacht als Propranolol. Ulmer et al. (51) untersuchten bei 8 Patienten mit chronisch obstruktiver Atemwegserkrankung die Wirkung von 5 mg Pindolol und 100 mg Propranolol auf den Atemwegswiderstand im doppelblinden, interindividuellen Vergleich mit Placebo. Während 2 Stunden nach Applikation von Propranolol eine signifikante Zunahme der mittleren totalen Resistance zu registrieren war, kam es nach Einnahme von Pindolol im Vergleich zu Placebo lediglich zu einer trendmäßigen Zunahme der mittleren totalen Resistance. Daraus folgerte man, daß die bronchialen Betarezeptoren durch Pindolol weniger als durch Propranolol beeinflußt werden. Trotzdem wurde zu Recht auf die mögliche bronchokonstriktorische Nebenwirkung von Pindolol bei Patienten mit chronisch obstruktiver Atemwegserkrankung hingewiesen.

Beumer et al. (15) untersuchten die Wirkung zweier Betarezeptorenblocker mit einer Intrinsic-Aktivität (15 mg Pindolol, 5 mg Mepindolol) im Vergleich zu 80 mg Propranolol auf das forciert exspiratorische Volumen in der ersten Sekunde bei 10 Patienten mit Asthma bronchiale. Zwei Stunden und 50 Minuten nach Applikation der drei Betarezeptorenblocker lag das forciert exspiratorische Volumen in der ersten Sekunde signifikant niedriger im Vergleich zu Placebo. Unter Propranolol trat die ausgeprägteste Erniedrigung des forciert exspiratorischen Volumens in der ersten Sekunde ein, unter Pindolol die geringste.

Von Wichert (56) untersuchte 1979 den Effekt von 5 mg Pindolol und 100 mg Metoprolol auf den Atemwegswiderstand bei Patienten mit chronisch obstruktiver Bronchitis. 90 Minuten nach oraler Applikation der beiden Betarezeptorenblocker wurde keine signifikante Erhöhung der totalen Resistance registriert. Ein Jahr später konnten von Wichert et al. (57) zeigen, daß 90 und 190 Minuten nach oraler Einnahme des nicht organspezifischen Betarezeptorenblockers Carazolol (5 mg) eine signifikante Erhöhung der totalen Resistance bei Patienten mit chronischer Bronchitis zu registrieren war. Nach oraler Applikation von 5 mg Pindolol trat keine signifikante Erhöhung des Atemwegswiderstandes ein. Bei Patienten mit allergischem Asthma bronchiale kam es bei einem Patienten unter Carazolol zu einem Status asthmatikus, während bei den übrigen 6 Patienten keine signifikante Änderung der totalen Resistance eintrat. Von Wichert und Mitarbeiter schlossen aus diesen Ergebnissen, daß bei Patienten mit chronisch obstruktiver Atemwegserkrankung es nicht möglich ist, vor Applikation eines Betarezeptorenblockers, unabhängig von seiner Wirkungsqualität, eine eventuell auftretende Bronchokonstriktion abzuschätzen.

Bei Patienten mit Asthma bronchiale besteht ein hyperreagibles Bronchialsystem (55). Unspezifische Reize wie kalte Luft oder spezifische Reize wie Acetylcholin, Histamin, Serotonin, Prostaglandin und Betarezeptorenblocker können bei diesen Patienten einen Bronchospasmus verursachen. Auch bei beschwerdefreien Patienten mit hyperreagiblem Bronchialsystem kann eine Bronchokonstriktion durch Betarezeptorenblocker unterschiedlicher Wirkungsqualität ausgelöst werden. Dies trifft für alle Formen der chronisch obstruktiven Atemwegserkrankung zu (53, 54, 57).

Literaturverzeichnis

(1) Ablad B., Brogard M., Carlsson E., Ek L.: b-adrenergic receptor blocking properties of three allyl-substituted phenoxypropranolamines. Europ. J. Pharmacol. 13, 59-64 (1970[a])

(2) Ablad B., Borg K. O., Carlsson E., Johnsson G., Malmfors T., Regardh C-G.: Animal and human pharmacological studies on metoprolol - a new selective adrenergic β_1-receptor antagonist. Acta pharmacol. et toxicol. 36, Suppl. V, 5-23 (1975)

(3) Ablad B., Börjesson I., Carlsson E., Johnsson G.: Effect of metoprolol and propranolol on some metabolic responses to catecholamine in the anestetized dog. Acta pharmacol. et toxicol. 36, Suppl. V, 85-95 (1975)

(4) Ablad B., Carlsson E., Dahlöf C., Ek L.: Some aspects of the pharmacology of ß-adrenoceptor blocking drugs. Arzneim. Forsch./Drug. Res. 11, 100-111 (1976)

(5) Ablad B., Carlsson B., Carlsson E., Dahlöf C., Ek L., Hultberg E.: Cardiac effects of β-adrenergic receptor antagonists. Adv. Cardiol. Vol., 12, 290-302 (1974)

(6) Ablad B., Carlsson E., Ek L.: Pharmacological studies of two new cardioselective adrenergic beta-receptor antagonists. Life Sci. 12, 107-119 (1973)

(7) Ahlquist R. P.: A study of the adrenotropic receptors. Amer. J. Physiol. 153, 586-600 (1948)

(8) Anderson G., Jariwalla A. G., Al-Zaibak U.: A comparison of oral Metoprolol and Propranolol in patients with chronic bronchitis. J. Int. Med. Res. 8, 136-138 (1980)

(9) Atterhög J. H., Duner H., Pernow B.: Experience with Pindolol, a beta receptor blocker in the treatment of hypertension. Amer. J. Med., Vol. 60, 872-876 (1976)

(10) Beil M., Ulmer W. T.: Wirkung eines neuen kardioselektiven Betablockers (Atenolol) auf den Strömungswiderstand bei chronisch obstruktiven Atemwegserkrankungen. Arzneim. Forsch./ Drug. Res. 27, 419-422 (1977)

(11) Berchtold P., Berger M.: Metabolic effects of β-blockers: an overview. Excerpta Medica 32-46 (1980)

(12) Beumer H. M.: Adverse effects of β-adrenergic receptor blocking drugs on respiratory function. Arzneim. Forsch./Drug. Res. 7, 130-138 (1974)

(13) Beumer H. M., Hardonk H. J.: Effects of beta-adrenergic blocking drugs on ventilatory function in asthmatics. Europ. J. Clin. Pharmacol. 5, 77-80 (1972)

(14) Beumer H. M., Hardonk H. J.: Zur Wirkung beta-adrenerg blockierender Substanzen bei Asthma bronchiale. Med. Klin. 66, 1804-1807 (1971)

(15) Beumer H. M., Teirlinck C., Wisemann R. A.: Comperative investigation of the respiratory and cardiovascular effect of mepindolol, propranolol and pindolol in asthmatic patients. Int. J. Clin. Pharmacol. 16, 249-253 (1978)

(16) Dollery C. T., Paterson J. W., Conolly M. E.: Clinical pharmacology of beta-receptor-blocking drugs. Clin. Pharmacol. Ther. Vol 10, No. 6, 765-774

(17) Dorow P.: Lungenfunktionsprüfung, Sympathikolyse, chronisch obstruktive Bronchitis. Therapiewoche 30, 2452-2455 (1980)

(18) Dorow P., Ohlmeier H., Schmutzler H.: Der Einfluß von Acebutol, Pindolol, Mepindolol und Propranolol auf einige Lungenfunktionsparameter bei Lungengesunden und Patienten mit chronisch obstruktiver Bronchitis. Z. Kardiol. 5, 3 (1978)
(19) Dorow P., Schmutzler H.: The influence of Acebutolol, Pindolol and Propranolol on resistance in the small and large airways in patients with chronic obstructive bronchitis and in patients without pulmonary disease. Excerpta medica, 27-31 (1980)
(20) Dorow P., Schmutzler H.: The influence of beta-adrenergic blockers (Propranolol, Pindolol, Mepindolol, Acebutolol) of the bronchial obstruction on patients suffering from Cold. VIII. Asian-Pacific Congress of Cardiology, Bankog, Abstract 118 (1979)
(21) Dorow P.: Influence of intrinsic sympathomimetic activity (ISA) during β-adrenoceptor blockade in asthmatics. Brit. J. Clin. Pharmacol. Suppl. 2, 13, 321 (1982)
(22) Dubach U. C.: Was ist von der Kardioselektivität und sympathikomimetischer Eigenwirkung von Beta-Rezeptorenblockern zu halten? Schweiz. Rundsch. Med. 64, 1239-1241 (1975)
(23) Ehrlich P.: Ansprache bei der Einweihung des Georg-Speyer-Hauses. In: Himmelweit F., The vollected papers, Vol. 3 Pergamon Press Ltd., London 1980
(24) Fabre F., Fox H. M., Dayer P., Baland L.: Differences in kinetic properties of drugs. Clin. pharmacokin. 5, 441–464 (1980)
(25) Formgren, H.: The effect of metoprolol and practolol on lung function and blood pressure in hypertensive asthmatics. Brit. J. Clin. Pharmacol. 3, 1007–1014 (1976)
(26) Franz J.-W., Lohmann F. W.: Der Einfluß einer chronischen sogenannten kardioselektiven und nicht kardioselektiven β-Rezeptorblockade auf den Blutdruck, die O_2-Aufnahme und den Kohlenhydratstoffwechsel. Z. Kardiol. 68, 503–509 (1979)
(27) Franz J. W., Lohmann F. W., Koch G., Röcker L.: Der Einfluß sogenannter kardioselektiver und nicht kardioselektiver β-Rezeptorenblocker auf den Stoffwechsel während ergometrischer Leistung bei Hypertoniepatienten. Verh. Dtsch. Ges. f. Inn. Med. 84, 813–816 (1978)
(28) Gavrilescu S.: Vergleich zweier Betablocker (Practolol und Pindolol) bezüglich ihrer Wirkung auf die Ventulation bei Asthmatikern. Schweiz. Rundsch. Med. (Praxis) 64, 727–729 (1975)
(29) Gavrilescu S., Pantzer M.: Clinical observations on two beta-blocking agents (pindolol and practolol) in patiens with chronic obstructive lung disesase. Curr. Ther. Res. 24, 761–773 (1978)
(30) Gotzen R.: Die medikamentöse Behandlung der arteriellen Hypertonie. Herz/Kreisl. 9, 583–589 (1979)
(31) Hiemstra S., Ziegler E., Streichele C.: Hypertoniebehandlung mit Propranolol in der internistischen und Allgemeinmedizin. Münch. Med. Wschr. 49, 1599–1602 (1977)
(32) Horvath J. S., Woolcock A. J., Tiller D. J., Donelly P., Armstrong J., Caterson R.: A comparison of Metoprolol and Propranolol on blood pressure and respiratory function in patients with hypertension. Aus. N. Z. J. Med. 8, 1-6 (1978)
(33) Kotler M. N., Berinda L., Rubenstein A. H.: Lancet II, 2, 1389-1390 (1966)
(34) Lands A. M., Arnold A., McAnliff J. P., Luduena F. P., Brown T. G.: Differentiation of receptor systems activated by sympathomimetic amines. Nature 214, 597-598 (1967)
(35) Lands A. M., Luduena F. P., Buzzo H. J.: Differentiation of receptor responsive to isoproterenol. Life Sci. 6, 2241-2249 (1967)
(36) Leary W. P.: The cardioselectivity of acebutolol (sectral) in man. Clin. Trials J. 3, 33-35 (1974)
(37) Macdonald A. G., Ingram C. G., McNeill R. S.: The effects of Propranolol on airway resistance. Brit. J. Anaesth. 39, 919-926 (1967)
(38) Macdonald A. G., McNeill R. S.: A comparison of the effect on airway resistance of a new beta blocking drug, Ici 50 172 and propranolol. Brit. J. Anaesth. 40, 508-510 (1968)
(39) Majid P. A., De Feijter P. J., Wardek R., van der Wall E. E., Roos J. P.: Comparison of clinical effects of propranolol (inderal) with once daily slow-release oxprenolol (slow trasicor) in angina pectoris. J. Int. Med. Res. 7, 194-200 (1979)

(40) Mattson K., Poppins H.: Controlled study of the bronchoconstriction effect of pindolol adminstered intravenously or orally to patients with unstable asthma. Europ. J. Clin. Pharmacol. 14, 87-92 (1978)
(41) McNeill R. S.: Effect of a β-adrenergic-blocking agent, propranolol, in asthmatics. Lancet, 21. Nov. 1101-1102 (1964)
(42) McNeill R. S., Ingram C. G., Dandee C. B.: Effect of Propranolol on ventilatory function. Amer. J. Cardiol. 18, 473-475 (1966)
(43) Meier J., Baranowski E., Wagner E.: Eperimentelle Studien über die Kardioselektivität von Pindolol. Fortschr. Med. 91, 1-5 (1973)
(44) Misbin R. T., Edgar P. J., Lockwood D. H.: Influence of adrenergic receptor stimulation on glucose metabolism during starvation in man: effects of circulation levels of insulin, growth hormone, and free fatty acids. Metabolism. 20, 544-554 (1971)
(45) Mue S., Shibahara M., Takahashi M., Ohmi T., Yamauchi K., Suzuki S., Hida W., Takishima T.: Influence of metoprolol on hemodynamics and respiratory function in asthmatic patients. Intern. J. Clin. Pharmacol. Biopharm. 17, 346-350 (1979)
(46) Paget G. F.: Carcinogenetic action of propranolol. Brit. med. J. 16, 1266-1267 (1963)
(47) Skinner C., Gaddie J., Palmer K. N. V.: Comparison of effects of metoprolol and propranolol on asthmatic airway obstruction. Brit. Med. J., Vol. 1, 504 (1976)
(48) Scholtze J., Smolarz A.: Untersuchungen zur bronchospastischen Wirkung des β-blockers Metipranolol bei Patienten mit chronischer Bronchitis. Therapiewoche 28, 876-882 (1978)
(49) Thiringer G., Svedmyr M.: Interaction of orally adminstered metoprolol, practolol, and propranolol with isoprenaline in asthmatics. Europ. J. Clin. Pharmacol. 10, 163-170 (1976)
(50) Tivenius L.: Effects of multiple doses of metoprolol and propranolol on ventilatory function in patients with chronic obstructive lung disease. Scand. J. Resp. Dis. 57, 190-196 (1976)
(51) Ulmer W. T., Lanser K.: Propranolol und Pindolol bei chronisch obstruktiver Atemwegserkrankung. Dtsch. med. Wschr. 101, 1765-1768 (1976)
(52) Ulmer W. T., Zimmermann I.: Untersuchungen über die Beeinflussung der Strömungswiderstände in den Atemwegen bei Patienten mit chronisch obstruktiver Atemwegserkrankung durch den β-Rezeptorenblocker Metoprolol. Arzneim.-Forsch./Drug. Res. 30 (I), 4, 686-688 (1980)
(53) Wettengel R., Fabel H.: Untersuchungen über die Wirkung von Aptin und Dociton auf die Bronchomotorik bei Gesunden und bei Patienten mit obstruktiven Atemwegserkrankungen. Beitr. Klin. Tuberk. 141, 190-195 (1969)
(54) Wettengel R., Fabel H.: Wirkung verschiedener β-Rezeptoren-Blocker auf die Ventilation bei obstruktiven Atemwegserkrankungen. Dtsch. Med. Wschr. II, 1, 1816-1821 (1970)
(55) V. Wichert P.: Die Pathophysiologie der Hyperreaktivität des Bronchialsystems. Wien. Med. Wschr. 39, 549-552 (1976)
(56) V. Wichert P., Boes J.: Beta-Rezeptorenblocker und Bronchialsystem. Med. Klinik 74, 1544-1547 (1979)
(57) V. Wichert P., Perckow I., Teufel W.: β_1-Selectivity of drugs: Quality of the drug or quality of the patient. Respiratory 39, 391-396 (1980)

Heutige Stellung der Betarezeptorenblocker in der Behandlung der Hypertonie und der Angina pectoris

G. Hitzenberger

Auf der Suche nach Substanzen zur Behandlung der koronaren Herzkrankheit wurden, aufbauend auf der Ahlquist'schen Rezeptortheorie, die Betarezeptorenblocker entwickelt. Sie sollten den Einfluß des Sympathikus auf das Herz verhindern. Es handelt sich damit bei den Betarezeptorenblockern um eine Substanzklasse, welche – selten genug – sozusagen maßgeschneidert für die Therapie einer bestimmten Krankheit entwickelt wurde. Für die Behandlung der arteriellen Hypertonie waren sie jedoch nicht gedacht. Es war die zufällige Entdeckung eines Klinikers, nämlich Prichard's (5) welcher im Jahre 1964 beobachtete, daß Patienten, welche wegen einer koronaren Herzkrankheit mit Betarezeptorenblockern (damals Propranolol) behandelt wurden und welche gleichzeitig einen erhöhten Blutdruck aufwiesen, mit einer Senkung des erhöhten Drucks reagierten. Seither hatten sich die Betarezeptorenblocker einen festen Platz in der Behandlung der Hypertonie erworben. Das folgende Therapieschema, welches im wesentlichen auf Empfehlungen des Hypertoniebeirates des Österreichischen Herzfonds beruht und im wesentlichen sich auch mit denen der deutschen Antihypertonieliga deckt, zeigt Abb. 1. Es ist daraus ersichtlich, daß im Jahre 1983 die Basistherapie der Hypertonie entweder in der Gabe von Betarezeptorenblockern oder von Diuretika bestand. Bei nicht ausreichender Wirkung eines Medikamentes aus diesen beiden Substanzenklassen wurde die Kombination von Betarezeptorenblockern mit Diuretika als zweiter Schritt, oder die Kombination von Diuretika mit zentralangreifenden Antihypertensiva vom Typ des Clonidins oder des Methyldopa empfohlen. Auf einer dritten Stufe wurde eine Dreier-Kombination mit einem zusätzlichen Vasodilatator empfohlen und erst auf einer vierten Stufe die zusätzliche Gabe von Sympathikusneuronenblockern. Dieses Therapieschema ist jedoch nach den neuesten Erkenntnissen nicht voll haltbar und so sei im folgenden ein etwas bereits in die Zukunft weisendes Schema dargestellt, wie wir es heute empfehlen möchten. Siehe Abb. 2 – Hieraus ergibt sich, daß nach wie vor auf der ersten Stufe Betarezeptorenblocker oder Diuretika gegeben werden können, daß sich aber hier auch die Kalziumantagonisten bewähren. Im wesentlichen ist es das

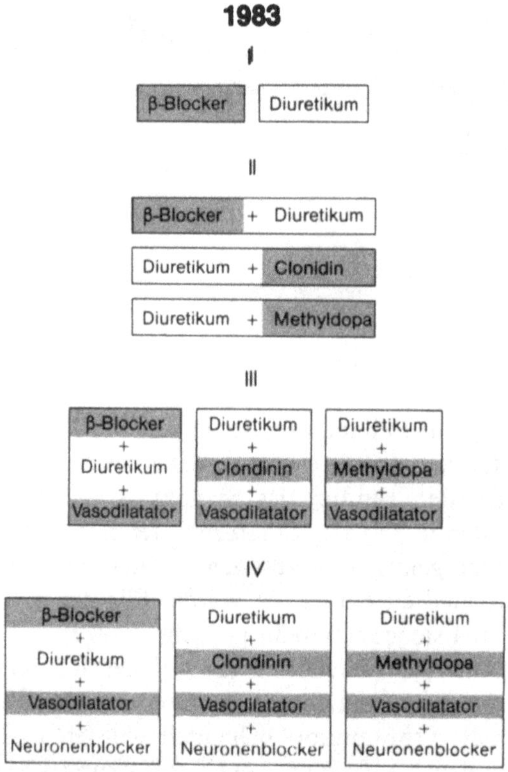

Abb. 1

Nifedipin in seiner Retardform, das als Therapie der ersten Wahl in Betracht gezogen werden kann. Auf einer zweiten Stufe ist die Kombination von Betarezeptorenblockern mit Diuretika oder mit Nifedipin retard zu empfehlen. Bei zunehmender Zahl von Kontraindikationen gegen Betarezeptorenblocker im individuellen Fall, kann dann auch die Kombination eines ACE-Hemmers vom Typ des Captoprils entweder mit Diuretika, oder mit Nifedipin retard in Erwägung gezogen werden. Auf einer dritten Stufe folgt wieder eine Dreier-Kombination bestehend aus Betarezeptorenblockern, Nifedipin retard und Diuretikum, oder Betarezeptorenblocker, Diuretikum und einem klassischen Vasodilatator, oder von Nifedipin retard mit Captopril und einem Diuretikum. Die Vierer-Kombination bei nicht ausreichender Wirkung einer der genannten Dreier-Kombinationen kann heute in nahezu allen Fällen der Anwendung von peripheren Sympathikusneuronenblockern entraten.

Abb. 3 – zeigt die Wirkung einer Betarezeptorenblockade auf das Herz. Es führt eine solche Blockade zu einer Abnahme der Herzfrequenz in Ruhe, (abhängig vom Ausmaß der sogenannten intrinsischen sympathikomimetischen Aktivität) und zu einer stärkeren Reduktion der Belastungsherzfrequenz. Der Sauerstoffverbrauch sinkt, die Sauerstoffextraktion steigt, alles jene postulierten

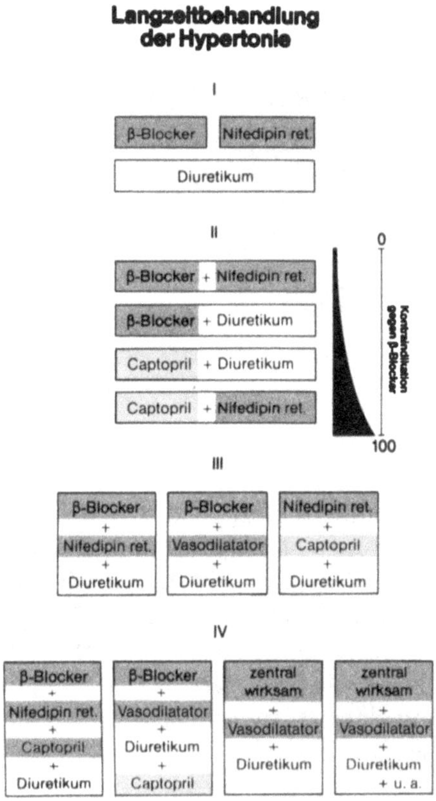

Abb. 2

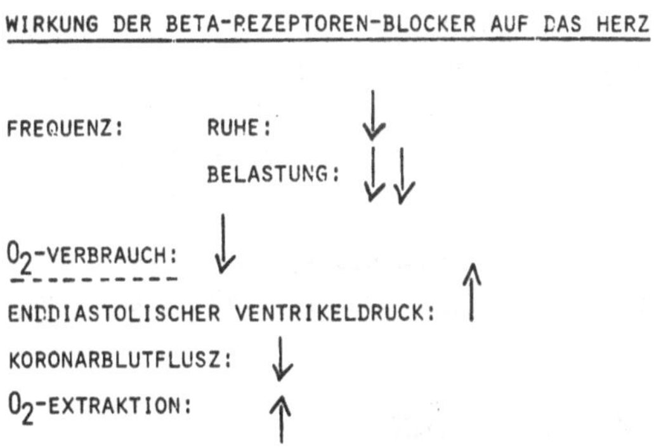

Abb. 3

Wirkungen, welche zur Entwicklung der Betarezeptorenblocker geführt haben und für die Behandlung der koronaren Herzkrankheit entscheidend sind. Dabei ist die Herabsetzung des Koronarblutflusses nicht wesentlich, da die übrigen Parameterveränderungen diesen Nachteil bei weitem überwiegen.

Tab. 1 zeigt Indikationen, Nebenwirkungen und Kontraindikationen der Betarezeptorenblocker auf. Neben den Herz-Kreislaufindikationen gibt es allerdings

β - REZEPTORENBLOCKER

INDIKATIONEN	NEBENWIRKUNGEN	KONTRAINDIKATIONEN
HYPERTONIE	BRONCHOKONSTRIKTION	ASTHMA BRONCH.
ANGINA PECTORIS	NEG. INOTROPE EFFEKTE	PULM. HYPERTONIE
TACHYCARDE RHYTHMUSSTÖR.	BRADYCARDIE	HERZINSUFFIZIENZ
	SCHWINDEL	BRADYCARDE RHYTHMUSSTÖR.
	HYPOGLYKÄMIE BEI	A V - BLOCK II UND III
	DIAB. MELLITUS	CLAUDICATIO INT.
	POTENZSTÖRUNGEN	
	ALPTRÄUME	
	KÄLTEGEFÜHL IN DEN EXTREM.	
	RAYNAUD	

Tab. 1

auch andere, z. B. die Behandlung des Glaukoms oder einige neurologische Erkrankungen. Bei diesen letztgenannten ist jedoch die Stellung der Betarezeptorenblocker bis heute nicht eindeutig definiert. Unter den Nebenwirkungen sind in erster Linie diejenigen auf das Bronchialsystem zu erwähnen: Bei dazu disponierten Patienten kann es zur Auslösung eines Asthmabronchialeanfalles resp. zu einer Verschlechterung einer obstruktiven Ventilationsstörung kommen. An erster Stelle der Kontraindikationen für eine Betarezeptorenblockertherapie steht daher auch das Asthma bronchiale. Die Verschlechterung einer pulmonalen Hypertonie, die mögliche Auslösung einer Herzinsuffizienz infolge der negativ inotropen Effekte sollen jedoch ebenfalls besonders beachtet werden.

Aus Gründen dieser Nebenwirkungen hat lange Zeit die These gegolten, daß beim alten Patienten Betarezeptorenblocker eher nicht verwendet werden sollten, sondern daß man sie für die jugendlichen Hypertoniker in erster Linie in Betracht ziehen möge. Alte Hypertoniker sollten eher mit Saluretika behandelt werden. Dieser Satz ist jedoch mit Sicherheit nicht mehr aufrecht zu erhalten, da auch Saluretika eine ganze Reihe von Nebenwirkungen hervorrufen, von denen einige speziell im Alter gar nicht so ungefährlich sind (Tab. 2).

Unter Punkt 2 wird erwähnt,daß keine Beeinflussung des Belastungsblutdruckes durch Saluretika erfolgt, was sicherlich ein Nachteil in allen Hypertoniegruppen

Nachteile der Saluretika-Therapie des Hochdrucks

1. Schwache antihypertensive Wirkung
2. Keine Beeinflussung des Belastungsblutdrucks
3. Hypokaliämie mit 30 % Häufigkeit
4. Glukosetoleranzstörung
5. Fettstoffwechselstörung
6. Hyperurikämien

Tab. 2

ist, bei denen speziell unter Belastung hohe Spitzenwerte erzielt werden, zweitens die häufige Hypokaliämie, in der Tab. 2 mit 30% angegeben, (7) was beim Altersherzen die verstärkte Gefahr der Auslösung von Arrhythmien zur Folge hat und speziell in jenen Fällen, welche auch Digitalisglykoside erhalten, deletär werden kann. Es soll jedoch an dieser Stelle erwähnt werden, daß die Häufigkeit einer Hypokaliämie von 30 % nur bei Volldosierung mit Saluretika zu beobachten ist, daß bei niedrig dosierten Diuretikamengen (z. B. 12,5 mg eines Hydrochlorothiazid-Präparates pro Tag solche Hypokaliämien fast nicht zur Beobachtung kommen (2) und daß diese Mengen vor allem in Kombination mit anderen Antihypertensiva (siehe Abb. 1 und 2) für die Behandlung der Hypertonie ausreichen.

Die Abb. 4–7 (4) zeigen die Wirkung von Propranolol auf einige hämodynamische Parameter. Aus Abb. 4 geht hervor, daß bei steigenden Dosen akut verabreichten Propranolols das Herzminutenvolumen und das Schlagvolumen abnehmen und daß auch die Herzfrequenz dosisabhängig sinkt.

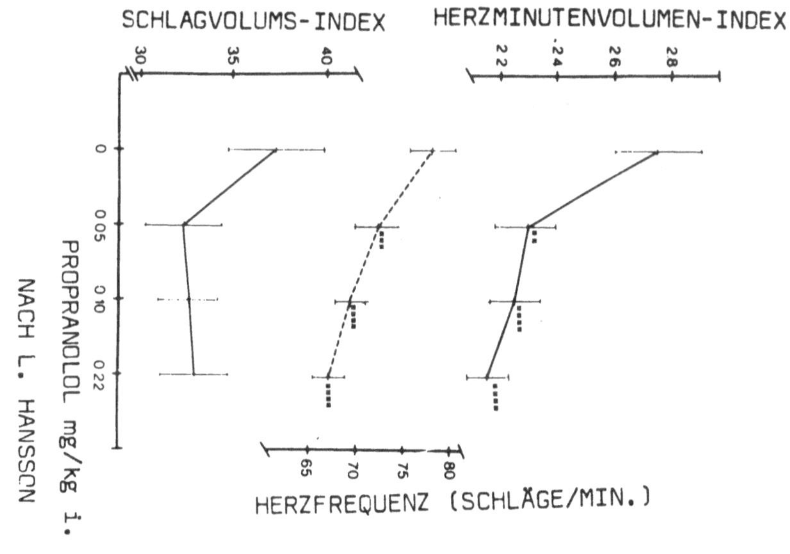

Abb. 4

Abb. 5 zeigt, daß der periphere Widerstand ansteigt, was auch aufgrund der Pharmakologie der Betarezeptorenblocker zu erwarten war (die β_2-Rezeptoren in den peripheren Gefäßen, welche unter dem Einfluß von Katecholaminen eine Vasodilatation vermitteln, sind ebenfalls geblockt, so daß die Wirkung der Katecholamine auf die Alpharezeptoren überwiegt, welche eine Vasokonstriktion zur Folge haben). Das gesenkte Herzminutenvolumen und der gesteigerte periphere Widerstand resultieren in einem unverändert hohen arteriellen Mitteldruck. Abb. 6 zeigt den unterschiedlichen Effekt einer Propranololbehandlung

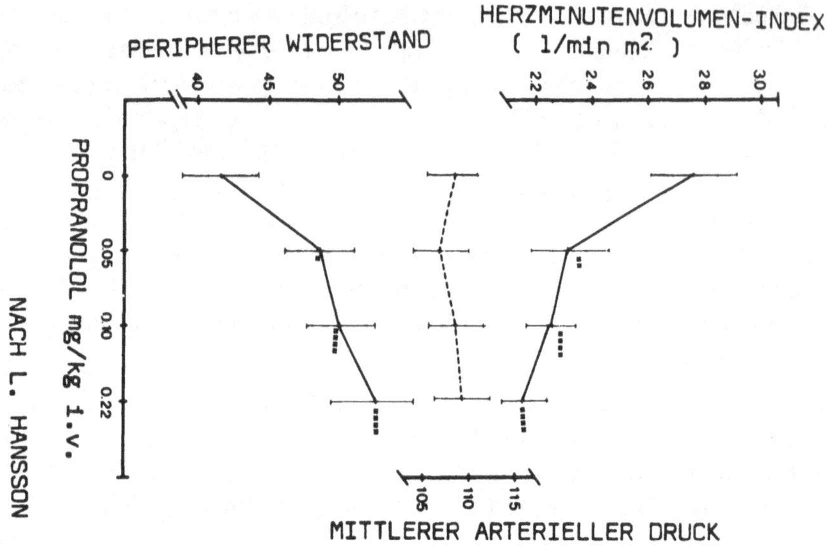

Abb. 5

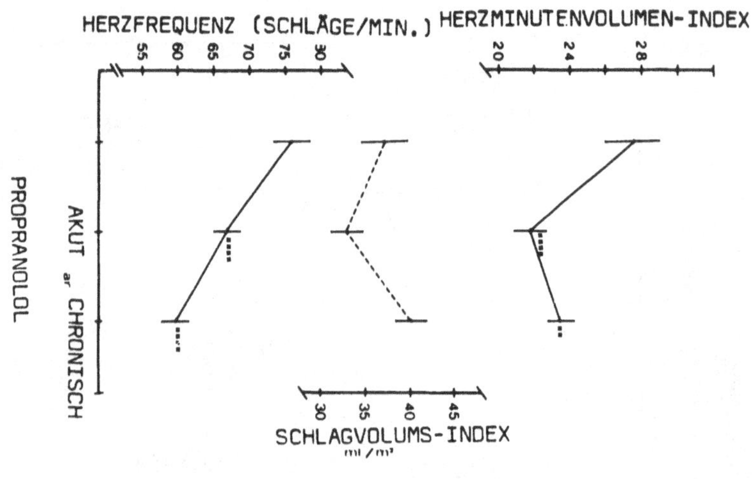

Abb. 6

bei akuter und chronischer Gabe: Akut zeigt sich wieder die Abnahme des Minutenvolumens und der Herzfrequenz. Bei chronischer Behandlung (etwa 2 Wochen) steigt das Herzminutenvolumen wieder etwas an, und auch das gesenkte Schlagvolumen kehrt zum Ausgangswert zurück.

Abb. 7 schließlich zeigt, daß der bei akuter Gabe gesteigerte periphere Widerstand wiederum abnimmt, wenn er auch nicht völlig den Ausgangswert erreicht. Die Senkung des Herzminutenvolumens und der Wiederabfall des peripheren Widerstandes resultieren schließlich in einer Abnahme des arteriellen Mitteldrukkes. Aus diesen Untersuchungen geht eindeutig hervor, daß ein klassischer

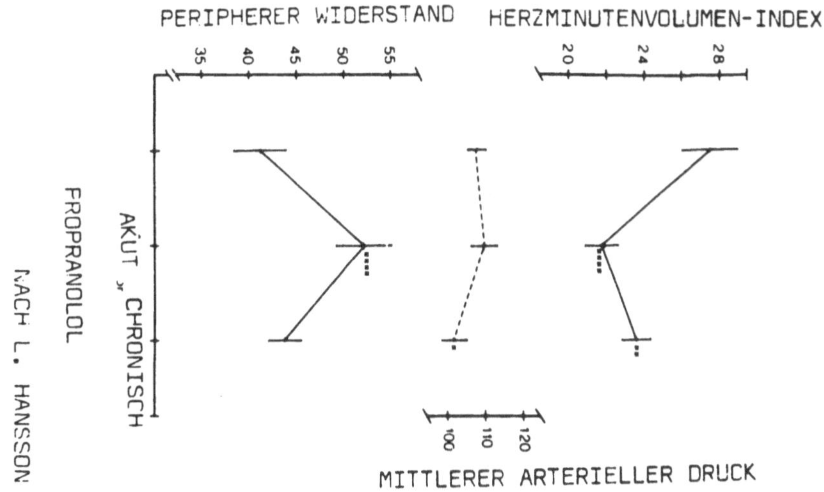

Abb. 7

Betarezeptorenblocker akut nicht in der Lage ist, den arteriellen Mitteldruck zu senken, wohl aber bei chronischer Behandlung. Die Beurteilung einer effektiven antihypertensiven Therapie mit Betarezeptorenblockern kann daher erst nach 2–3 wöchiger Beobachtung endgültig erfolgen.

Auf welche Weise Betarezeptorenblocker den arteriellen Mitteldruck zu senken vermögen, ist bis heute nicht völlig geklärt. Es existieren eine ganze Reihe von Hypothesen, welche jedoch alle nicht in der Lage sind, diesen Effekt befriedigend zu erklären. Aus Abb. 8 geht hervor, daß durch Blockade der renalen β_1-Rezeptoren die Reninsekretion herabgesetzt wird, was einerseits zu einer Herabsetzung der Bildung von Angiotensin II führt, wodurch eine Abnahme des peripheren Widerstandes hervorgerufen wird. Eine Diuretikatherapie (Abb. 9) hat dagegen auf diesen Regelkreis eine gegenteilige Wirkung: es kommt

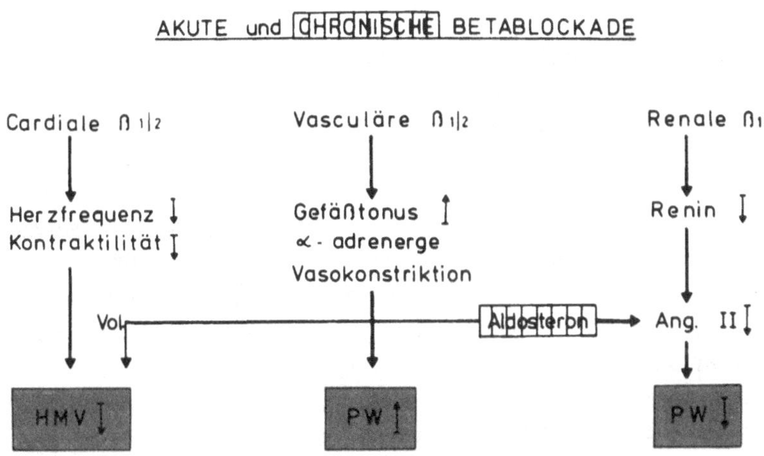

Abb. 8

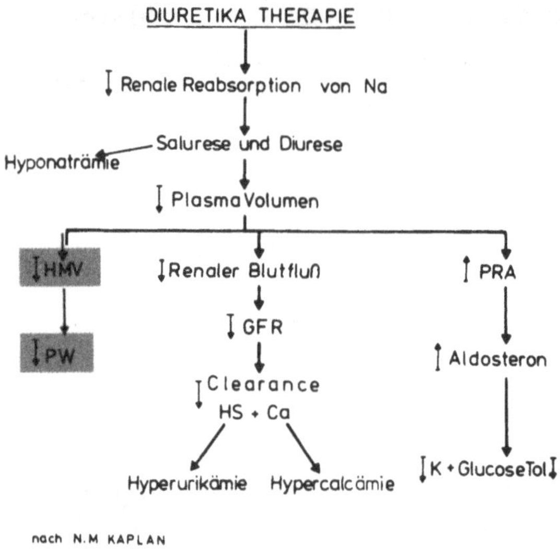

Abb. 9

zu einem Anstieg der Angiotensin-II-Konzentration und weiteres zu einem Anstieg der Reninsekretion, der Angiotensin-II-Bildung und der Aldosteronsekretion, was letzten Endes in einer Erhöhung des Herzminutenvolumens resultiert. Der periphere Widerstand wird über die direkte Wirkung auf die Gefäße gesenkt, was allerdings durch die Steigerung des Herzminutenvolumens bis zu einem gewissen Grade kompensiert wird. Aus diesem Grunde ist die Kombination von Betarezeptorenblockern (mit Senkung der Reninsekretion und der Folgeparameter) mit Vasodilatatoren und/oder Diuretika von so ausgesprochen günstiger Wirkung.

Die Betrachtung dieser letzten Abbildungen und speziell der Veränderungen im Renin-Angiotensin-Aldosteronsystem machen auch deutlich, wieso eine Kombination von Diuretika und Vasodilatatoren aller Art (klassische Vasodilatatoren wie Dihydralazin, Alpharezeptorenblocker wie Prazosin, Kalziumantagonisten wie Nifedpin) mit einem Angiotensinconvertingenzymhemmer (ACE-Hemmer) günstig sein muß: Die Erhöhung der Reninsekretion, die normalerweise zu einer gesteigerten Bildung des vasokonstriktorisch wirkenden Angiotensins II aus Angiotensin I führt, wird auf eben dieser Stufe der Umwandlung abgeblockt: Angiotensin II kann nicht, oder nur im verringerten Umfange gebildet werden und dadurch fallen die negativen Wirkungen der Diuretika- und Vasodilatatorenbehandlung auf das Gefäßsystem und den peripheren Widerstand fort. Die Kombination von ACE-Hemmern mit Betarezeptorenblockern ist dagegen weniger günstig, weil ja die Betarezeptorenblokker schon an sich eine Verringerung der Reninsekretion und damit der Angiotensin-II-Bildung zur Folge haben und damit der ACE-Hemmer in dieses System nicht mehr entsprechend eingreifen kann.

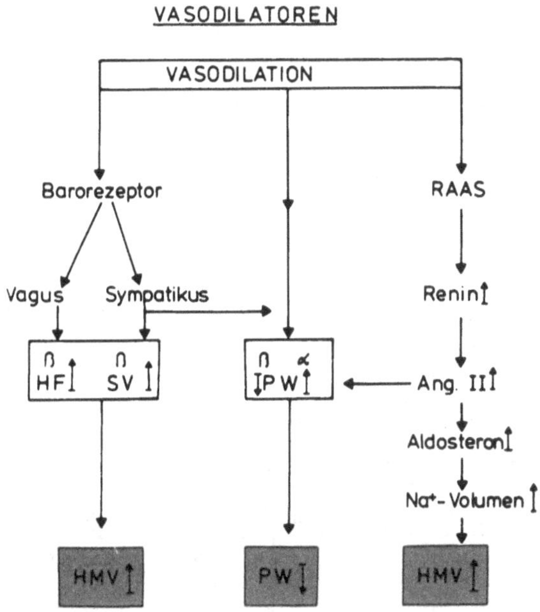

Abb. 10

In einem letzten Abschnitt soll nun auch noch auf ein Problem eingegangen werden, das sich erst in den letzten Jahren, da aber mit immer größerer Deutlichkeit hinsichtlich der Behandlung von Hypertonikern ergeben hat: Die Variabilität des Blutdrucks, resp. der 24-Stunden-Rhythmus, in welchem die Blutdruckwerte schwanken.

Abb. 11 zeigt dieses tageszeitlich unterschiedliche Blutdruckverhalten: Rechts die Kurven des systolischen und diastolischen Blutdrucks von Normotonikern, links jene von Hypertonikern. Es zeigt sich in beiden Fällen eine zweigipfelige Kurve, wobei die höchsten Werte in den Vormittagsstunden, sowie in den späteren Nachmittagsstunden auftreten. Nachts kommt es zu einer deutlichen Blutdrucksenkung. In den frühen Morgenstunden beginnt dann der Blutdruckanstieg, im allgemeinen noch während des Schlafes.

Abb. 12 zeigt das Blutdruckverhalten eines labilen Hypertonikers: Man erkennt mehrfach am Tag Hochdruckspitzen, dazwischen verhält sich der Blutdruck normal. Es ist leicht einzusehen, daß die Beurteilung einer behandlungswürdigen Hypertonie, resp. des Erfolges einer Therapie in solchen Fällen ganz davon abhängt, zu welchen Zeiten der Blutdruck gemessen wird. Abb. 13 zeigt eine stabile Hypertonie mit erhaltener Nachtabsenkung, Abb. 14 eine stabile Hypertonie mit aufgehobenem 24-Stunden-Rhythmus. In solchen Fällen tut man sich mit der Beurteilung des Hochdrucks am leichtesten.

Abb. 15 zeigt das Blutdruckverhalten eines Patienten, der nur während der Untersuchung Hochdruckwerte aufweist. Man erkennt zwei Blutdruckspitzen,

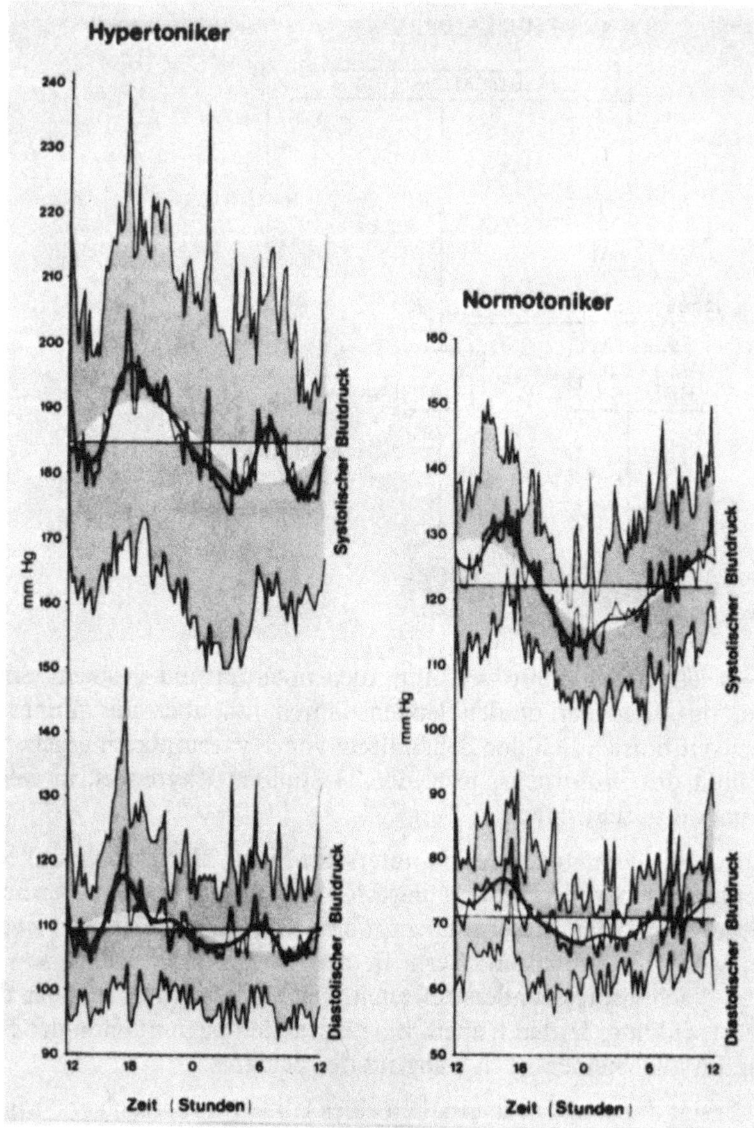

Abb. 11

die erste bei der ersten Untersuchung am Vormittag und die zweite bei der Untersuchung am späten Nachmittag. Dazwischen sind die Blutdruckwerte völlig nomal. Es erhebt sich die Frage, ob ein solcher Hypertoniker wirklich behandlungswürdig ist. Um dieses Dilemma zu umgehen, empfiehlt es sich, wo immer möglich, die Patienten zur Selbstmessung anzuhalten. Mit dieser Methode wird man wesentlich bessere Beurteilungskriterien für das Blutdruckverhalten und für die eventuelle Notwendigkeit einer drucksenkenden Therapie erhalten.

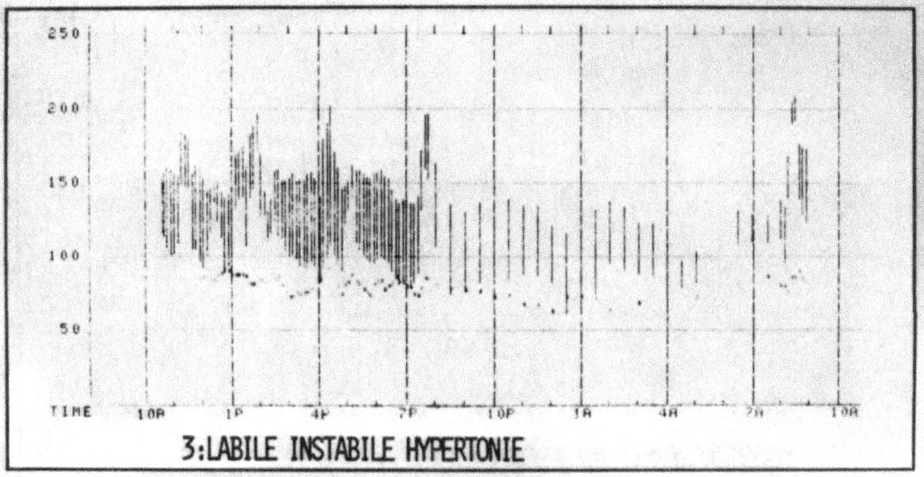

Abb. 12

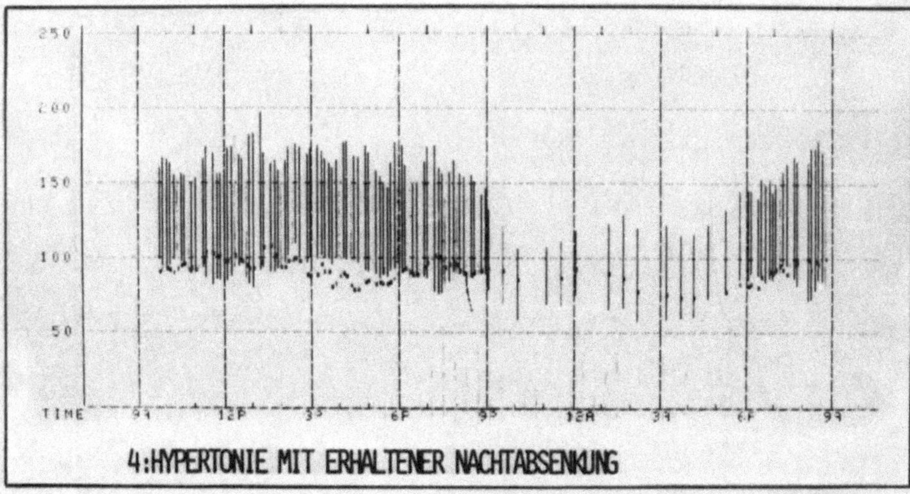

Abb. 13

Abb. 16 zeigt Mittelwertskurven von Hypertonikern unter Placebo und Propranolol: Man erkennt deutlich die blutdrucksenkende Wirkung von Propranolol während des Tages (1). Der Blutdruckanstieg in den frühen Morgenstunden dagegen ist durch diese Therapie nicht aufgehoben. Abb. 17 zeigt dasselbe für Mepindolol, hier erkennt man eine Dissoziation der Placebo- und Therapiekurven über den gesamten 24-Stunden-Rhythmus (1). Einer solchen Therapie ist selbstverständlich der Vorzug zu geben.

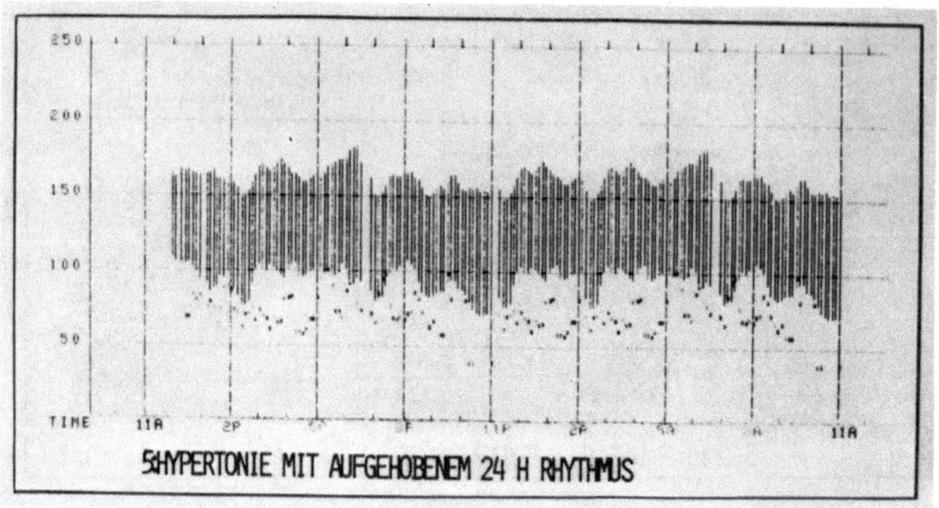

Abb. 14

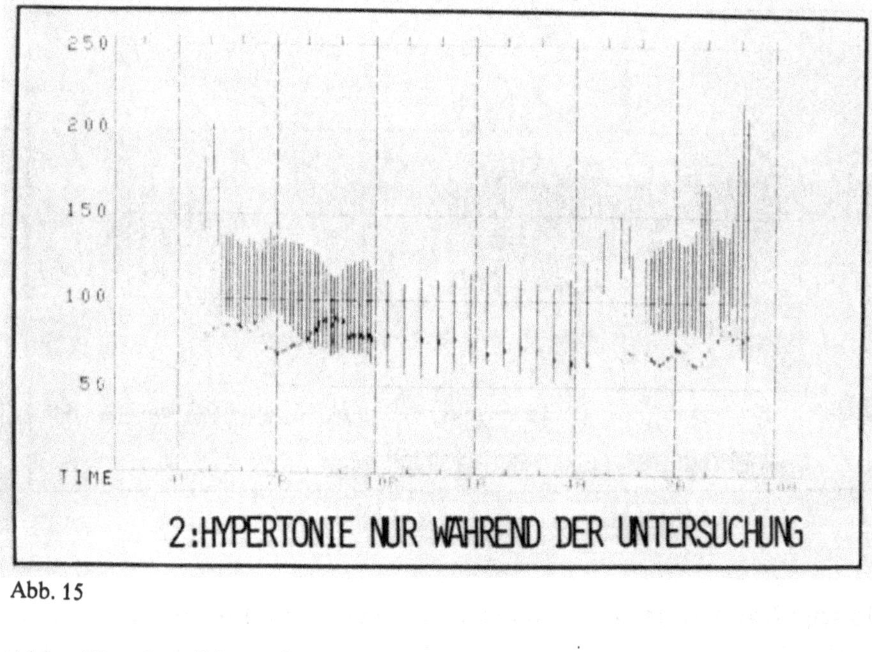

Abb. 15

Abb. 18 zeigt (hier mit blutiger Methode gemessen) das 24-Stunden-Blutdruckverhalten unter Metoprolol, auch hier klaffen die Kurven auseinander, doch sind, was aus der Abb. selbst nicht hervorgeht, die Differenzen während des morgendlichen Anstieges nicht signifikant (6).

Abb. 19 zeigt ähnliche Kurven für die Behandlung mit Nifedipin und Moduretic[R] (3).

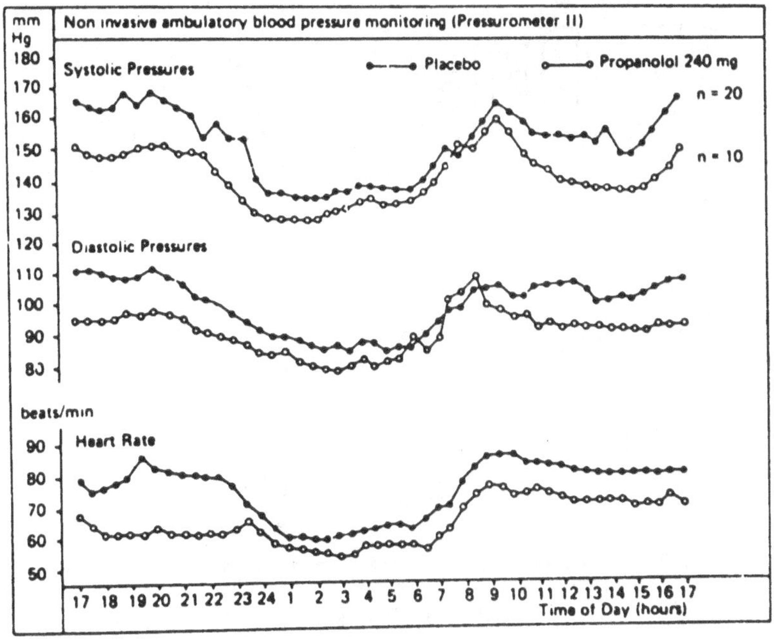

Abb. 16

●—● Propranolol n. Carrageta

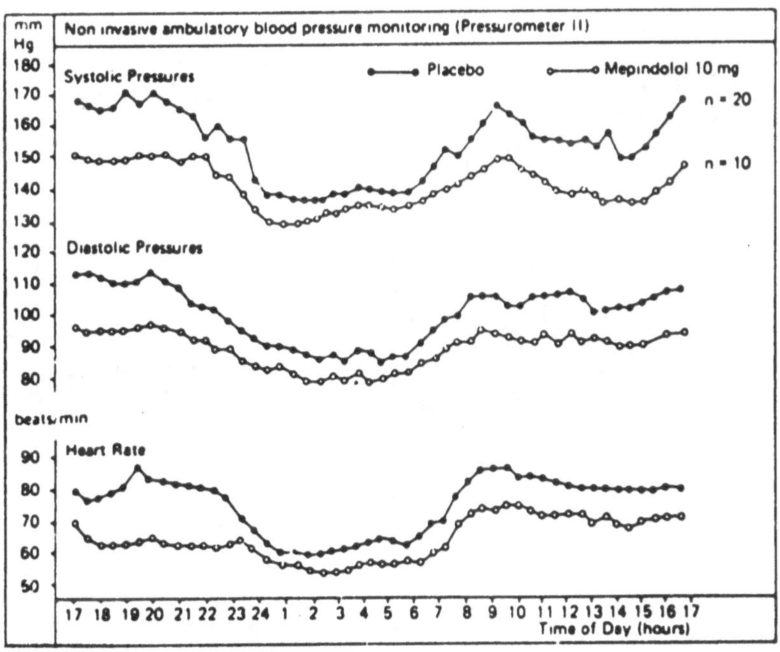

Abb. 17

●—● Mepindolol n. Carrageta

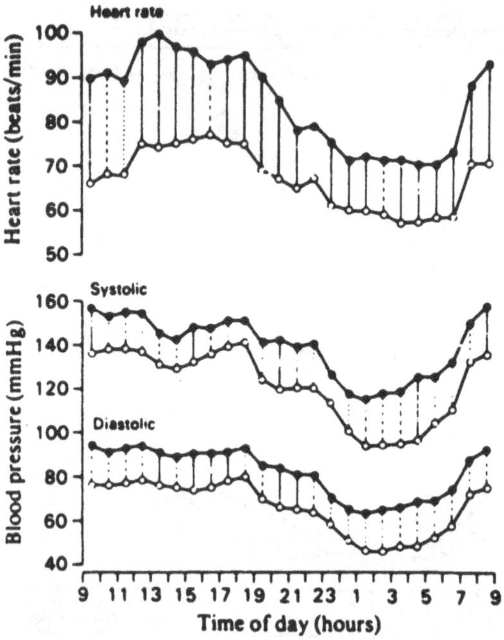

Metoprolol n. Raftery

Abb. 18

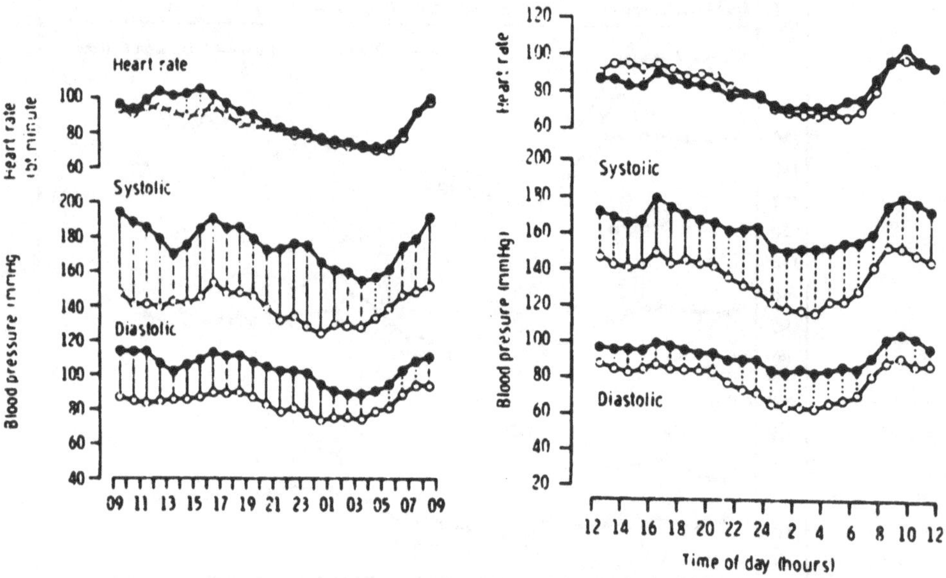

Nifedipin

Moduretic n. Gould

Abb. 19

Abb. 20 jene für Verapamil. Unter Verapamil fehlt die blutdrucksenkende Wirkung in den frühen Morgenstunden (3).

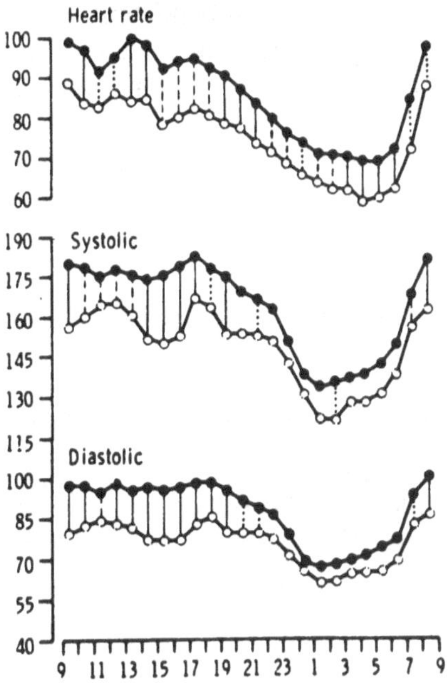

Abb. 20 ●—● Verapamil n. Gould

Zusammenfassung

Die Betarezeptorenblocker haben heute einen festen Platz in der Behandlung der koronaren Herzkrankheit und der Hypertonie. Sie sind nach wie vor, wenn keine Kontraindikationen bestehen, eines der Mittel 1. Wahl. Sie lassen sich ausgezeichnet mit verschiedenen anderen Antihypertensiva kombinieren. So vor allem mit Diuretika und Vasodilatatoren jeden Typs, darunter auch mit Kalziumantagonisten vom Nifedipintyp. Mit Verapamil oder Diltiazem sollten sie wegen sich addierender Wirkungen auf das Reizleitungssystem des Herzens nicht konbiniert werden. Nicht besonders empfehlenswert ist auch die Kombination von Betarezeptorenblockern mit Angiotensin-convertingenzymhemmern vom Typ des Capotoprils. Als Kontraindikation ersten Ranges muß nach wie vor die obstruktive Atemwegserkrankung, resp. das Asthma bronchiale angesehen werden, wenngleich hier gewisse Unterschiede bestehen, ob es sich um Betarezeptorenblocker mit intrinsischer sympathikomimetischer Aktivität oder solche mit $Beta_1$-Selektivität handelt; auf diesen Themenkomplex wird im

Rahmen der übrigen Referate noch ausführlich eingegangen werden. Der Wirkungsmechanismus für die blutdrucksenkende Wirkung der Betarezeptorenblocker ist trotz vieler Hypothesen bis heute nicht völlig geklärt. Betarezeptorenblocker haben den Vorteil, auch einen Belastungshochdruck zu senken, was z. B. mit Diuretika nicht in demselben Ausmaß der Fall ist. Einige Betarezeptorenblocker, so z. B. Mepindolol haben darüber hinaus eine über 24-Stunden anhaltende blutdrucksenkende Wirkung.

Literaturverzeichnis

(1) Carrageta M., Soares R., Martins A.: In: „Blood Pressure Variability" (D. Magometschnigg, G. Hitzenberger, editors) Uhlen-Verlag, 1983, S. 112

(2) Geisler L. S.: Die Medizinische Welt, 32, 910 (1981)

(3) Gould B.: In: „Blood Pressure Variability" (D. Magometschnigg, G. Hitzenberger, editors) Uhlen-Verlag, 1983 S. 128

(4) Hansson, L.: Acta Med. Scand. Suppl. 550, 1 (1973)

(5) Prichard, B. N. C., Gillam, P. M. S.: Brit. Med. J. 3, 725 (1964)

(6) Raftery, E. B.: In: „Blood Pressure Variability" (D. Magometschnigg, G. Hitzenberger, editors) Uhlen-Verlag, 1983, S. 104

(7) Shaw, P. G.: Drugs 23, 324 (1982)

Klassifikation und Bedeutung von Beta- und Alpha-Adrenozeptoren

O.-E. Brodde

Adrenozeptoren sind ursprünglich in die Pharmakologie des sympathischen Nervensystems eingeführt worden, um die quantitativen Wirkungsunterschiede der Katecholamine Noradrenalin und Adrenalin zu erklären. Ihre physiologische Bedeutung wurde zunächst nur darin gesehen, daß sie als Ausgangspunkte für die Wirkungen des adrenergen Transmitters Noradrenalin und des Nebennierenmarkhormones Adrenalin dienten. Die ersten Hinweise darauf, daß die Katecholamine ihre Wirkungen über verschiedene Rezeptoren vermitteln, finden sich bereits in den klassischen Arbeiten von Dale aus den Jahren 1906-1913, der zeigen konnte, daß an der spinalisierten Katze die pressorische Wirkung des Adrenalins nach Vorbehandlung mit Ergotoxin in eine depressorische umgewandelt wird („Adrenalinumkehr") und daraus folgerte, daß sich die Wirkung des Adrenalins funktionell aus einer „exzitatorischen" und „inhibitorischen" Komponente zusammensetzt. Den sich daraus ergebenden Schluß allerdings, daß Adrenalin diese verschiedenen Wirkungen durch Stimulation verschiedener Rezeptoren vermittelt, zog erst 40 Jahre später Ahlquist, der 1948 das Postulat von der Existenz verschiedener Adrenozeptoren in die Pharmakologie einführte. Den experimentellen Nachweis dieser verschiedenen Rezeptoren führte Ahlquist mit den klassischen pharmakologischen Methoden, die noch heute eine der Möglichkeiten für die Differenzierung verschiedener Rezeptoren darstellen: Man mißt an einem definierten Organsystem – *in vitro* oder *in vivo* – den Effekt verschiedener Agonisten und stellt dann dafür eine Wirksamkeitsreihenfolge auf. Wenn es sich um *einen* Rezeptor handelt, so muß man fordern, daß an allen Organsystemen, in denen man über diesen Rezeptor vermittelte Wirkungen vermutet, die Wirksamkeitsreihenfolge für dieselben Agonisten identisch ist. In der Tat fand Ahlquist (1948) für die damals bekannten Agonisten Adrenalin, Noradrenalin und Isoprenalin für die Erregung der glatten Muskulatur der peripheren Blutgefäße, Nickhaut, Uterus und M. dilatator pupillae immer die Wirksamkeitsreihenfolge Adrenalin $\geq$ Noradrenalin $\gg$ Isoprenalin. Für die Erschlaffung der glatten Muskulatur der Blutgefäße und des Uterus sowie für die Erregung der Frequenz und Kontraktilität des Herzens hingegen ergab sich eine andere Wirksamkeitsreihenfolge: Isoprenalin $<$ Adrenalin $\geq$ Noradrenalin. Aus diesen unterschiedlichen Wirksamkeitsreihenfolgen schloß Ahlquist, daß die Wirkungen der Sympathomimetika über verschiedene Rezeptoren vermittelt werden, der er „α“ (für die Erregung der glatten Muskulatur) und „β“ (für die Erschlaffung der glatten Muskulatur oder Erregung am Herzen) nannte. Diese Konzeption kann sich heute darauf stützen, daß die Synthese weitgehend selektiv wirkender α- und β-Sympatholytika möglich war. Furchgott führte dann 1972 folgende allgemeingültige Definition für α- und β-Adrenozeptoren ein:

Ein α-Adrenozeptor ist ein Rezeptor, dessen Stimulation einen pharmakologischen Effekt nach der relativen Wirksamkeitsreihenfolge Adrenalin $\geq$ Noradrenalin > Phenylephrin $\gg$ Isoprenalin vermittelt und der durch niedrige Konzentrationen von Phentolamin oder Phenoxybenzamin blockiert werden kann.

Ein β-Adrenozeptor ist ein Rezeptor, dessen Stimulation einen pharmakologischen Effekt nach der relativen Wirksamkeitsreihenfolge Isoprenalin > Adrenalin $\geq$ Noradrenalin > Phenylephrin vermittelt und der durch niedrige Konzentrationen von Pindolol oder Propranolol spezifisch blockiert werden kann.

Außer in Wirksamkeitsreihenfolgen für Agonisten und in ihrer Spezifität gegenüber Antagonisten unterscheiden sich α- und β-Adrenozeptor vermittelte Wirkungen auch in ihrem Wirkungsmechanismus: β-Adrenozeptor vermittelte Effekte sind immer an das Adenylatzyklasesystem gekoppelt, gehen also mit einem Anstieg des intrazellulären Gehalts an zyklischem Adenosinmonophosphat (cAMP) einher, während α-Adrenozeptor vermittelte Effekte nicht zu einem Anstieg des cAMP führen (Sutherland et al., 1968).

Dies ist in Abb. 1 und 2 gezeigt: Abb. 1 zeigt den Zeitverlauf der Wirkung des β-Agonisten Isoprenalin auf Kontraktionskraft und cAMP-Gehalt am isolierten Papillarmuskel des Kaninchens (Schümann et al. 1975). Nach der Applikation von Isoprenalin kommt es zu einem raschen Anstieg des cAMP-Spiegels, der nach ca. 30 Sekunden sein Maximum erreicht hat, während die Kontraktionskraft ihr Maximum erst nach ca. 90 Sekunden erreicht. Im Gegensatz dazu führt der α-Adrenozeptoragonist Methoxamin (Abb. 2) zu einem Kontraktionsanstieg, ohne den cAMP-Spiegel des Papillarmuskels zu beeinflussen.

Mit der Entwicklung neuer und mehr spezifischer Agonisten und Antagonisten zeigte es sich in den letzten Jahren immer deutlicher, daß sowohl α- wie auch β-Adrenozeptoren keine einheitlichen Populationen sind, sondern sich in Untergruppen unterteilen lassen. So unterteilt man *β-Rezeptoren in die Subtypen β_1 und β_2, α-Rezeptoren in α_1 und α_2.*

Die Unterteilung von β-Rezeptoren in die Untertypen β_1 und β_2 geht ursprünglich auf Beobachtungen von Lands et al. (1967) zurück, daß Sympathomimetika an β-Adrenozeptoren verschiedener Organsysteme unterschiedlich wirksam sind. Diese Beobachtungen veranlaßten Lands et al., die Wirkstärke von β-Mimetika an verschiedenen Organen zu bestimmen und zueinander in Beziehung

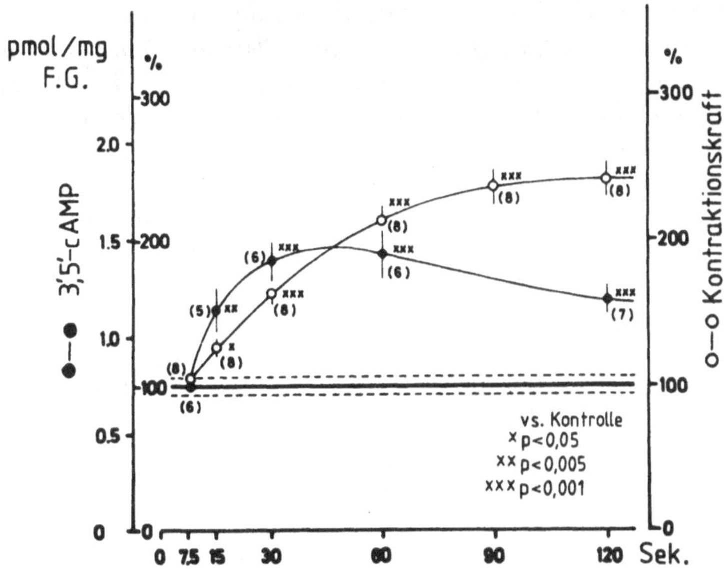

Abb. 1 Kaninchenpapillarmuskel: Zeitverlauf der Wirkung von Isoprenalin (3×10^{-7} M) auf Kontraktionskraft (○——○) und cAMP-Gehalt (●——●).
Ordinate links: cAMP-Gehalt in pmol/mg Feuchtgewicht; *rechts*: Kontraktionskraft in % der Kontraktionskraft vor Gabe des Isoprenalins (=100%)
Abszisse: Zeit nach Gabe des Isoprenalins in Sekunden

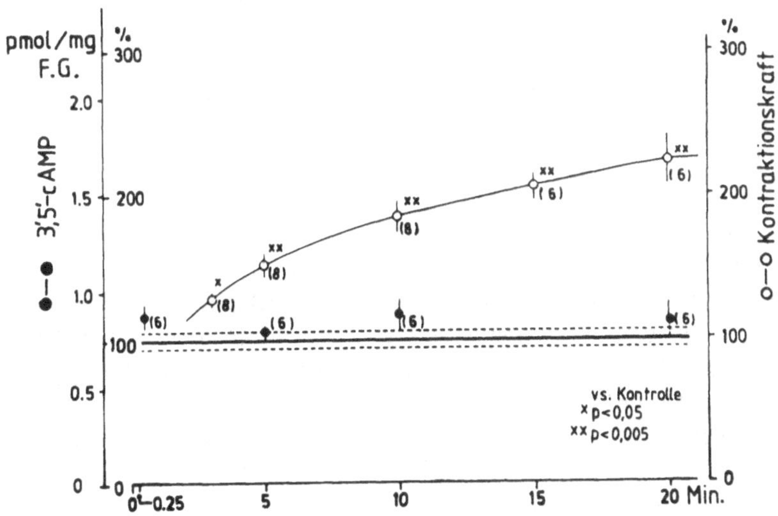

Abb. 2 Kaninchenpapillarmuskel: Zeitverlauf der Wirkung von Methoxamin (10^{-4} M) auf Kontraktionskraft (○——○) und cAMP-Gehalt (●——●).
Ordinate links: cAMP-Gehalt in pmol/mg Feuchtgewicht; *rechts*: Kontraktionskraft in % der Kontraktionskraft vor Gabe des Methoxamins (=100%)
Abszisse: Zeit nach Gabe des Methoxamins in Minuten

zu setzen. Danach vermitteln *β_1-Adrenozeptoren kardiale Wirkungen, Relaxation der Darmmuskulatur und Lipolyse, β_2-Adrenozeptoren Bronchodilatation, Relaxation der Uterus- und Gefäßmuskulatur und Glykogenolyse (Tab. 1)*. Ein charakteristischer *Unterschied zwischen β_1- und β_2-* vermittelten Effekten liegt *in der Wirksamkeit der körpereigenen Transmitter Adrenalin und Noradrenalin:* Während *beide Katecholamine am β_1-Rezeptor etwa gleiche Wirkstärke haben, ist Adrenalin am β_2-Adrenozeptor ca. 10mal wirksamer als Noradrenalin* (Lands et al., 1967).

Tabelle 1 Sympathomimetische Wirkungen vermittelt durch β_1- oder β_2-Rezeptor Stimulation

Wirkort	β_1-Rezeptoren	β_2-Rezeptoren
Herz	Steigerung von Frequenz, Überleitungsgeschwindigkeit und Kontraktilität	– – –
Glatte Muskulatur		
Gefäße (v. a. Arteriolen)	– – –	Erschlaffung
Uterus	– – –	Erschlaffung
Bronchien	– – –	Erschlaffung
Magen-Darm-Trakt	Erschlaffung	– – –
Fettgewebe	Lipolyse	– – –
Leber	– – –	Glykogenolyse

β_1-Adrenozeptoren: Isoprenalin > Adrenalin = Noradrenalin > Phenylephrin
Spezifische Agonisten: Prenalterol; Dobutamin
Spezifische Antagonisten: Metoprolol; Atenolol; Betaxolol

β_2-Adrenozeptoren: Isoprenalin > Adrenalin > Noradrenalin > Phenylephrin
Spezifische Agonisten: Salbutamol; Terbutalin; Hexoprenalin; Fenoterol; Zinterol; Procaterol
Spezifische Antagonisten: ICI 118, 551; IPS 339; H 35/25; Butoxamin

Die Unterteilung der β-Adrenozeptoren in die Untergruppen β_1 und β_2 hat zur Synthese Subtyp-selektiver Agonisten und Antagonisten geführt; einige Beispiele sind in Tab. 1 aufgeführt. Diese Subklassifizierung der β-Adrenozeptoren hat auch therapeutische Konsequenzen: Da die Bronchialmuskulatur überwiegend β_2-Adrenozeptoren enthält, werden heute in der Asthma-Therapie weitgehend β_2-selektive Agonisten verwendet, die selektiv zu einer Erschlaffung der Bronchialmuskulatur führen ohne kardiale (überwiegend β_1-Adrenozeptoren!!) Nebenwirkungen zu erzeugen (Übersicht über β_1- und β_2-Adrenozeptoren s. Daly und Levy, 1979).

Ähnlich wie bei den β-Adrenozeptoren hat sich auch als notwendig erwiesen, die *α-Adrenozeptoren in zwei Subtypen zu unterteilen:* Die Unterteilung *in (postsynaptische) α_1- und (praesynaptische) α_2-Adrenozeptoren beruhte zunächst* *auf der anatomischen Lokalisierung der Rezeptoren (Abb. 3). Postsynaptische* α_1-Rezeptoren finden sich im Zielorgan (Effektorzellen); *ihre Erregung durch den endogenen Neurotransmitter oder durch einen synthetischen Agonisten führt zu einem pharmakologischen oder physiologischen Effekt,* wie z. B. einer Gefäßverengung, wenn ein Blutgefäß betroffen ist.

Praesynaptische α_2-Adrenozeptoren (s. Abb. 3) befinden sich im Membranbereich der Vesikel oder Varikositäten, in denen der endogene Neurotransmitter gespeichert wird. Die *Erregung der praesynaptischen* α_2-Adrenozeptoren durch einen Agonisten, d. h. entweder durch den endogenen Neurotransmitter Noradrenalin (oder Adrenalin) oder durch ein synthetisches α-Sympathomimetikum *hemmt die Ausschüttung des endogenen Noradrenalins aus dem Vesikel. Intrasynaptisches Noradrenalin hemmt somit seine eigene Freisetzung! Bei diesem Vorgang handelt es sich vermutlich um ein physiologisches Rückkopplungsphänomen,* das als physiologischer Regulationskreis relevant sein könnte (Übersichten über prae- und postsynaptische α-Rezeptoren s. bei Langer 1981; Starke 1977, 1981 a). Auch am Menschen sind solche praesynaptischen α_2-Adrenozeptoren inzwischen nachgewiesen worden (Göthert et al., 1984).

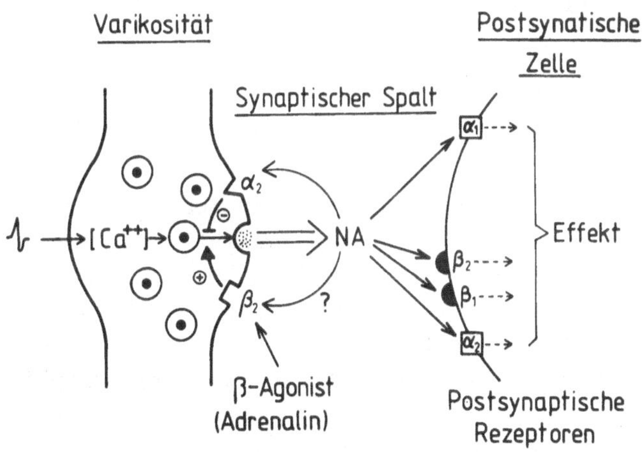

Abb. 3 Synaptische Rückkopplungsmechanismen zur Regelung der Freisetzung endogenen Noradrenalins (NA). Bei Erregung der sympathischen Aktivität wird Noradrenalin aus den Varikositäten freigesetzt. Noradrenalin erreicht durch Diffusion die postsynaptischen α- und β-Adrenozeptoren, deren Stimulation einen physiologischen Effekt auslöst. Wenn praesynaptische α-Adrenozeptoren an der Membran durch endogenes Noradrenalin (oder Adrenalin) oder durch exogene Agonisten stimuliert werden, wird die Freisetzung von Noradrenalin gehemmt (⊖). Im Gegensatz dazu führt Adrenalin (überwiegend aus dem Nebennierenmark freigesetzt) durch Stimulation praesynaptischer β-Adrenozeptoren zu einer Steigerung der pro Nervimpuls freigesetzten Menge an Noradrenalin (⊕). Ob Noradrenalin ebenfalls praesynaptische β-Adrenozeptoren stimulieren kann, ist fraglich.

Neuere Untersuchungen haben jedoch gezeigt, daß die anatomische Einteilung der α-Adrenozeptoren zu einfach zu sein scheint. *Zumindest im postsynaptischen Bereich sind inzwischen (auch am Menschen, Kiowski et al., 1983)* α_1- und α_2-Adrenozeptoren nachgewiesen worden. Sowohl die *Stimulation der* α_1- als auch der α_2-Adrenozeptoren der Blutgefäße bewirkt eine Vasokonstriktion (Abb. 3), wenn auch die kontraktilen Prozesse nach Rezeptor-Stimulation im Zellbereich vermutlich anders verlaufen. Interessant ist in diesem Zusammenhang, daß Calcium-Antagonisten die durch α_2-Rezeptor-Stimulation hervorgerufene Vasokonstriktion wesentlich effektiver unterdrücken als die durch α_1-Rezeptor-Stimulation hervorgerufene (Übersicht bei Timmermans et al., 1983). Dabei muß allerdings betont werden, daß Calcium-Antagonisten keine Affinität zu α_2-Adrenozeptoren besitzen (also keine α_2-Adrenozeptor-Antagonisten sind), sondern den nachgeschalteten zellulären Mechanismus unterbrechen. Diese Befunde können eine mögliche Erklärung für die Wirkung von Calcium-Antagonisten als Antihypertensiva sein. Die Unterteilung der α-Adrenozeptoren in α_1- und α_2 beruht heute auf *unterschiedlichen Affinitäten der beiden Rezeptor-Subtypen zu selektiven Agonisten und Antagonisten.*

So ist die *Wirksamkeitsreihenfolge*
am α_1-Adrenozeptor Prazosin $\gg$ Yohimbin, Rauwolszin,
am α_2-Adrenozeptor Yohimbin, Rauwolszin $\gg$ Prazosin.

In Tab. 2 sind verschiedene Agonisten und Antagonisten der α_1- und α_2-Adrenozeptoren aufgeführt. (Übersichten zum Thema α_1- und α_2-Adrenozeptoren siehe bei Langer 1981; Starke 1981 b; Timmermans und Van Zwieten, 1981).

Neben praesynaptischen α_2-Adrenozeptoren sind auch praesynaptische β-Adrenozeptoren an der Regulation der Noradrenalin- Freisetzung beteiligt. Stimulation dieser Rezeptoren *steigert* die Noradrenalin-Freisetzung (Abb. 3). Praesynaptische β-Adrenozeptoren scheinen dem β_2-Subtyp anzugehören (Übersicht bei Majewski, 1983). Für β_2-Adrenozeptoren ist Adrenalin der „natürliche“ Transmitter; Noradrenalin hat nur eine geringe Affinität (Lands et al., 1967). Somit scheint auch Adrenalin – das ja in Stress-Situationen vermehrt aus dem Nebennierenmark freigesetzt wird – eine wichtige Rolle bei der Regulation der Noradrenalin-Freisetzung zu spielen.

In den letzten Jahren ist es gelungen, mit Hilfe von Radioligandbindungsstudien α- und β-Adrenozeptoren direkt auf molekularer Ebene nachzuweisen. Dies war möglich, nachdem hochaffine Agonisten bzw. Antagonisten mit hoher spezifischer Radioaktivität als Liganden verfügbar waren, so daß die unspezifische Bindung gering gehalten werden konnte (Übersichten bei Lefkowitz, 1978; Hoffman und Lefkowitz, 1980). Das Prinzip dieser Methode ist wie folgt (Abb. 4): Man inkubiert eine Membranfraktion des zu untersuchenden Gewebes

Tabelle 2 α-Adrenerge Agonisten und Antagonisten

	Rezeptor-Subtyp Selektivität		
Agonisten			
Cirazolin	α_1		
Phenylephrin	α_1	$\gg$	α_2
Methoxamin	α_1	$\gg$	α_2
Adrenalin (Neurotransmitter)	α_1	$=$	α_2
Noradrenalin (Neurotransmitter)	α_1	$=$	α_2
Clonidin	α_1	$<$	α_2
α-Methyl-Noradrenalin	α_1	$\ll$	α_2
Guanfacin	α_1	$\ll$	α_2
Azepexol (BHT 933)			α_2
BHT 920			α_2
Antagonisten			
Prazosin	α_1	$\gg$	
Corynanthin	α_1	$=$	α_2
Phentolamin	α_1	$\ll$	α_2
Yohimbin	α_1	$\ll$	α_2
Rauwolszin	α_1	$\leq$	α_2
Tolazolin	α_1		α_2
RX 781094 (Idazoxan)			α_2

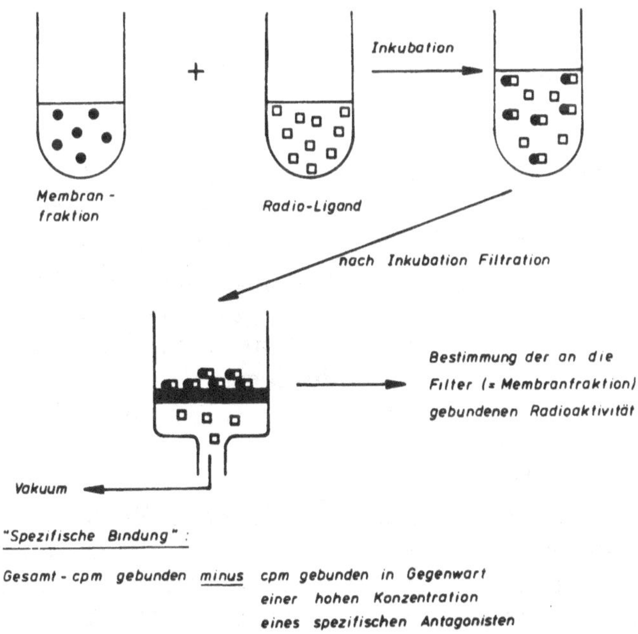

Abb. 4 Schematische Darstellung von Radioligand Bindungsstudien.

mit einem für den zu untersuchenden Rezeptor spezifischen hochmarkierten Agonisten oder Antagonisten und bestimmt nach Filtration (d. h. Trennung von an die Membranfraktion gebundenem Liganden von freiem) die an die Membranfraktion gebundene Radioaktivität. Da ein Teil der Bindung unspezifisch an das umgebende Gewebe ist, werden Parallelversuche in Gegenwart einer hohen Konzentration eines spezifischen, nicht markierten, Antagonisten durchgeführt. Aus der Differenz der bestimmten Radioaktivitäten läßt sich die spezifische Bindung des Radioliganden an die Membranfraktion berechnen. Die für α- und β-Adrenozeptoren hauptsächlich verwendeten Radioliganden sind in Tab. 3 aufgeführt.

Tabelle 3 *Radio-Liganden zur Bestimmung von α- und β*-Adrenozeptoren

	α-Adrenozeptoren
^{3}H-Dihydroergokryptin	Antagonist, bindet an α_1- und α_2-Adrenozeptoren
^{3}H-Yohimbin	Antagonist, bindet spezifisch an α_2-Adrenozeptoren
^{3}H-Rauwolszin	Antagonist, bindet spezifisch an α_2-Adrenozeptoren
^{3}H-Prazosin	Antagonist, bindet spezifisch an α_1-Adrenozeptoren
^{125}Jodo-BE 2254	Antagonist, bindet spezifisch an α_1-Adrenozeptoren
^{3}H-Clonidin	Agonist, bindet an den hochaffinen Zustand des α_2-Adrenozeptors
	β-Adrenozeptoren
$(-)$-^{3}H-Dihydroalprenolol	Antagonist, bindet unselektiv an β_1- und β_2-Adrenozeptoren
$(\pm)$-^{125}Jodohydroxybenzylpindolol	Antagonist, bindet unselektiv an β_1- undβ_2-Adrenozeptoren
$(\pm)$-^{125}Jodocyanopindolol	Antagonist, bindet unselektiv an β_1- und β_2-Adrenozeptoren
$(\pm)$-^{125}Jodopindolol	Antagonist, bindet unselektiv an β_1- und β_2-Adrenozeptoren
$(\pm)$-^{3}H-Hydroxybenzylisoprenalin	Agonist, bindet an den hochaffinen Zustand des β_2-Adrenozeptors

Mit Hilfe dieser Methode konnte die Existenz adrenerger α- und β-Rezeptoren und ihrer Subtypen auch auf biochemischer und molekularer Ebene bestätigt werden. Weiterhin haben es Radioligand-Bindungsstudien zum ersten Male ermöglicht, die Anzahl adrenerger Rezeptoren quantitativ zu bestimmen und damit direkt die Empfindlichkeit des Gewebes gegen adrenerge Stimulation zu ermitteln. Dabei wurde offensichtlich, daß die Konzentration adrenerger Rezeptoren keine feste Größe ist, sondern durch eine Vielzahl von Pharmaka, Hormonen, physiologischen und pathologischen Zuständen reguliert werden kann. Solche Rezeptor-Veränderungen sind zunächst an einer Reihe von Tiermodellen studiert worden, während Studien am Menschen lange Zeit nicht möglich waren, da kein leicht zugängliches, adrenerge Rezeptoren tragendes Gewebe bekannt war. Mit der Entdeckung, daß Lymphozyten β_2-Adrenozeptoren (Williams et al., 1976; Brodde et al., 1981) und Thrombozyten α_2-Adrenozeptoren (Newman et al., 1978; Brodde et al., 1982a) enthalten, hat sich jedoch die Möglichkeit eröffnet, auch am Menschen Rezeptorveränderungen bei bestimmten Krankheitsbildern oder während der Therapie mit an adrenergen Rezeptoren angreifenden Pharmaka zu verfolgen (Tab. 4).

Tabelle 4 Bedingungen, unter denen die Anzahl adrenerger Rezeptoren verändert ist

Rezeptor-Typ	Regulierender Prozeß	Änderung in der Rezeptoranzahl
β	Agonisten	Abnahme
β	Antagonisten	Zunahme (?)
a und β	Denervierung	Zunahme
β	Schilddrüsenhormone	Zunahme
a	Schilddrüsenhormone	Abnahme
β	Glukocorticoide	Zunahme
β	Herzinsuffizienz	Abnahme
a	Phäochromozytom	Abnahme
a und β	Asympathikotone orthostatische Hypotonie	Zunahme
a und β	Hypertonie	Zunahme (?)

Therapie mit β-Blockern gehört heute zur Basis-Behandlung der Hypertonie. Ungeklärt ist bisher jedoch, wie sich die „sympathomimetische Eigenwirkung" (ISA) einiger β-Blocker bei einer solchen antihypertensiven Therapie auswirkt. Um dieser Frage nachzugehen, haben wir den Einfluß von Propranolol (*ohne* ISA), Alprenolol (*schwache* ISA) und Mepindolol (*starke* ISA) auf die Anzahl der β_2-Adrenozeptoren in Lymphozyten gesunder normotensiver Probanden untersucht (Brodde et al., 1984a).

19 gesunde Probanden (23–35 Jahre, mittleres Alter: 27,3 ± 1,7 J.) nahmen an dieser Studie teil. Der Versuchsablauf war wie folgt: An zwei Tagen vor der β-Blocker Einnahme wurde den Probanden 20 ml Heparin-Blut (für die β_2-Adrenozeptor-Bestimmung in Lymphozyten) und 10 ml eiskaltes EDTA-Blut (für die PRA-Bestimmung) entnommen. Am dritten Tage wurde mit der β-Blocker-Einnahme (Propranolol 4 × 40 mg/d; Alprenolol 4 × 100 mg/d und Mepindolol 2 × 5 mg/d) begonnen. Die Einnahmezeiten waren für Propranolol und Alprenolol 6.00, 12.00, 18.00 und 24.00 Uhr; für Mepindolol 7.00 und 19.00 Uhr. Während der Behandlung und nach Absetzen der β-Blocker wurde zu bestimmten Zeitpunkten 20 ml Heparin-Blut (für β_2-Adrenozeptor-Bestimmung) und 10 ml EDTA-Blut (für PRA-Bestimmung) entnommen. Die Blutentnahme erfolgte immer morgens zwischen 8.00 und 9.00 Uhr nach einer halben Stunde Ruhe im Sitzen. Während des gesamten Versuchsablaufes wurden Blutdruck und Herzfrequenz von den Probanden selbst gemessen (8.00 und 20.00 Uhr, nach einer halben Stunde Ruhe im Sitzen).

Propranolol (4 × 40 mg/d) führte innerhalb von drei Tagen zu einer ca. 25% *Zunahme* der β_2-Adrenozeptor Anzahl in den Lymphozyten (Abb. 5), gleichzeitig

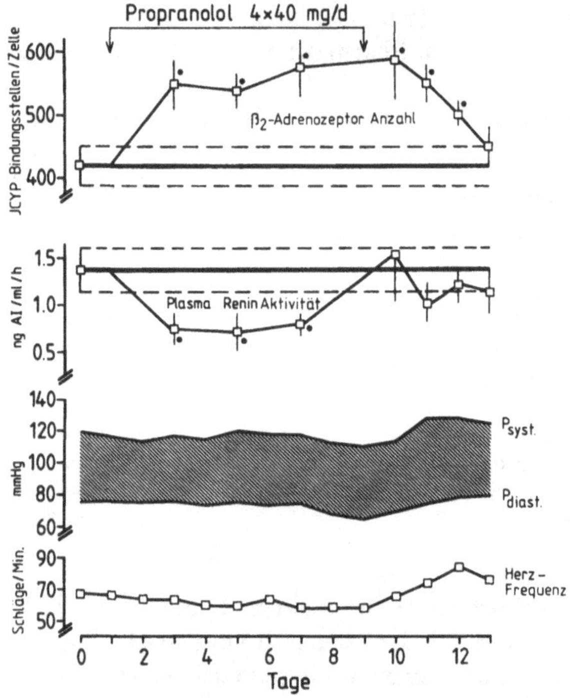

Abb. 5 Einfluß von Propranolol (4 × 40 mg/d) auf β_2-Adrenozeptor-Anzahl, Plasma-Renin-Aktivität, Blutdruck und Herzfrequenz von 6 gesunden Probanden.
Ordinate: (von oben nach unten): β_2-Adrenozeptor-Anzahl in Lymphozyten – bestimmt durch Scatchard-Analyse (1949) der JCYP Bindung – in JCYP Bindungsstellen/Zelle; Plasma-Renin-Aktivität in ng Angiotensin I gebildet/ml/Stunde; Blutdruck in mmHg und Herzfrequenz in Schläge/min.
Abszisse: Versuchstage
Angegeben sind Mittelwerte ± mittlerer Fehler des Mittelwertes. Durchgezogene Linien und gestrichelte Linien: Mittelwerte ± mittlerer Fehler des Mittelwertes vor Propranolol-Einnahme

*) $P < 0.05$ verglichen mit den Werten vor Propranolol-Einnahme

nahm die PRA um ca. 40% ab. Während der Behandlung (insgesamt 9 Tage) blieben die β_2-Adrenozeptoren auf diesem erhöhten Wert. Nach plötzlichem Absetzen des Propranolols hatte die PRA innerhalb eines Tages ihren Ausgangswert wieder erreicht, während die β_2-Adrenozeptor Anzahl noch drei Tage nach Absetzen des β-Blockers signifikant erhöht war. Während der Propranolol-Therapie nahm die Herzfrequenz um ca. 10 Schläge/Min. ab (Abb. 5); nach Absetzen des Propranolols war sie hingegen innerhalb von zwei Tagen auf Werte angestiegen, die signifikant höher als die Ausgangswerte vor der Propranolol Einnahme waren. Diese Ergebnisse sind in guter Übereinstimmung mit kürzlich publizierten Befunden von Aarons et al. (1980), die an gesunden Probanden mit der gleichen Propranolol-Dosis ähnliche Effekte beobachteten.

Im Gegensatz zu Propranolol führte Mepindolol (2 × 5 mg/d) innerhalb von drei Tagen zu einer 30% *Abnahme* der β_2-Adrenozeptor Anzahl in den Lymphozyten (Abb. 6), gleichzeitig nahm auch die PRA ab. Beide Parameter blieben während der Behandlung auf diesen erniedrigten Werten. Nach plötzlichem Absetzen des Mepindolols nahm die PRA rasch wieder zu und hatte bereits innerhalb von 1–2 Tagen ihren Ausgangswert erreicht; die β_2-Adrenozeptor Anzahl hingegen, war noch drei Tage nach Absetzen des β-Blockers signifikant erniedrigt. Bemerkenswert ist, daß im Gegensatz zu

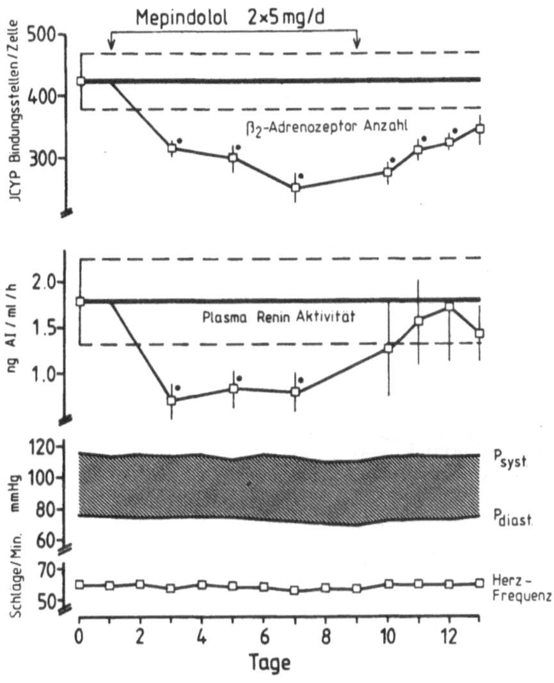

Abb. 6 Einfluß von Mepindolol (2 × 5 mg/d) auf β_2-Adrenozeptor-Anzahl, Plasma-Renin-Aktivität, Blutdruck und Herzfrequenz von 7 gesunden Probanden.
Ordinate (von oben nach unten): β_2-Adrenozeptor-Anzahl in Lymphozyten – bestimmt durch Scatchard-Analyse (1949) der JCYP Bindung – in JCYP Bindungsstellen/Zelle; Plasma-Renin-Aktivität in ng Angiotensin I gebildet/ml/Stunde; Blutdruck in mmHg und Herzfrequenz in Schläge/min.
Abszisse: Versuchstage
Angegeben sind Mittelwerte ± mittlerer Fehler des Mittelwertes. Durchgezogene Linien und gestrichelte Linien: Mittelwerte ± mittlerer Fehler des Mittelwertes vor Mepindolol-Einnahme.

*) $P < 0.05$ verglichen mit den Werten vor Mepindolol-Einnahme.

Propranolol Mepindolol keinen Einfluß auf die Herzfrequenz hatte, weder während der Behandlung, noch nach Absetzen des β-Blockers (Abb. 6). Ähnliche Befunde einer langanhaltenden Reduktion der β-Adrenozeptor Anzahl in den Lymphozyten sind auch für die Muttersubstanz des Mepindolols, das Pindolol, beschrieben worden (Molinoff und Aarons, 1983).

Alprenolol (4 × 100 mg/d) hatte keinen signifikanten Einfluß auf die β_2-Adrenozeptor Anzahl in den Lymphozyten, weder während der Behandlung, noch nach Absetzen des β-Blockers, senkte aber die PRA um ca. 30% (Abb. 7). Blutdruck und Herzfrequenz wurden nur unwesentlich beeinflußt.

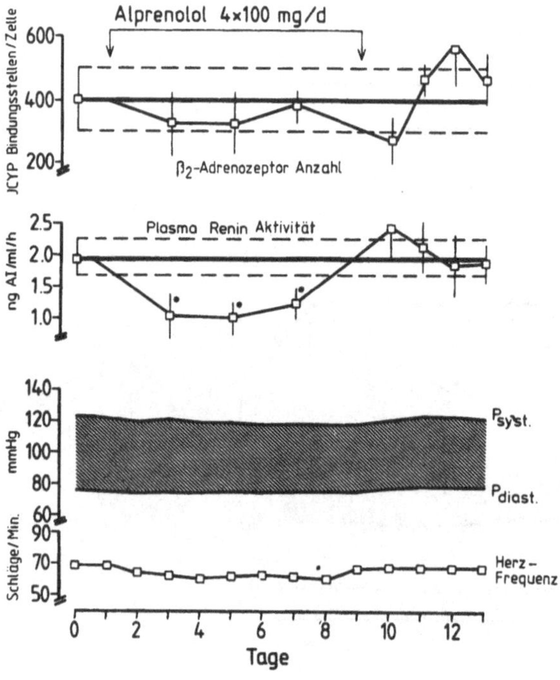

Abb. 7 Einfluß von Alprenolol (4 × 100 mg/d) auf β_2-Adrenozeptor-Anzahl, Plasma-Renin-Aktivität, Blutdruck und Herzfrequenz von 6 gesunden Probanden.
Ordinate (von oben nach unten): β_2-Adrenozeptor-Anzahl in Lymphozyten – bestimmt durch Scatchard-Analyse (1949) der JCYP Bindung – in JCYP Bindungsstellen/Zelle; Plasma-Renin-Aktivität in ng Angiotensin I gebildet/ml/Stunde; Blutdruck in mmHg und Herzfrequenz in Schläge/min.
Abszisse: Versuchstage
Angegeben sind Mittelwerte ± mittlerer Fehler des Mittelwertes. Durchgezogene Linien und gestrichelte Linien: Mittelwerte ± mittlerer Fehler des Mittelwertes vor Alprenolol-Einnahme.

*) $P < 0.05$ verglichen mit den Werten vor Alprenolol-Einnahme.

Die Eigenschaften von β_2-Adrenozeptoren in menschlichen Lymphozyten – bestimmt durch JCYP Bindung – sind denen in anderen Geweben sehr ähnlich (Brodde et al., 1983 a). Darüber hinaus konnte an Ratten gezeigt werden, daß β-Adrenozeptor-Veränderungen in Lymphozyten mit denen in anderen Geweben (Herz und Lunge) gut übereinstimmten (Aarons und Molinoff, 1982). Daher kann aus diesen Befunden geschlossen werden, daß Propranolol-Therapie zu einer Erhöhung der β-Adrenozeptor Anzahl im Gewebe und damit zu einer erhöhten Ansprechbarkeit des Gewebes auf β-adrenerge Stimulation führt. Die Tatsache, daß noch drei Tage nach Absetzen des Propranolols die β-Adrenozeptor Anzahl signifikant erhöht war, dürfte daher ein Grund für das manchmal beobachtete „Propranolol-Entzugs-Phänomen“ (Prichard et al., 1983) sein. Der starke Anstieg der Herzfrequenz nach Absetzen des Propranolols (s. Abb. 5) unterstützt diese Vermutung. β-Blocker *mit* ISA hingegen, die die β-Adrenozeptor Anzahl in den Lymphozyten (vermutlich auch in anderen Geweben) nicht beeinflussen (Alprenolol) oder sogar vermindern (Mepindolol, Pindolol), sollten solche „Rebound-Effekte“ beim Absetzen nicht (oder nur sehr selten) zeigen.

Diese Ergebnisse zeigen, daß die ISA eine wichtige Rolle bei der Beeinflussung der β-Adrenozeptor Anzahl durch β-Blocker spielt. β-Blocker *ohne ISA* (wie z. B. Propranolol) führen zu einer Zunahme der β-Adrenozeptor Anzahl und damit zu einer erhöhten Ansprechbarkeit des Gewebes auf β-adrenerge Stimulation, die das „Rebound-Phänomen“ beim plötzlichen Absetzen des Propranolols erklären könnte. Bei β-Blockern *mit ISA* (wie z. B. Alprenolol, Mepindolol oder Pindolol) dürfte ein solches Absetzphänomen nur eine geringe Rolle spielen, da die ISA offensichtlich die Zunahme der β-Adrenozeptor Anzahl (und damit Ansprechbarkeit) verhindert.

Eine weitere wichtige Erkenntnis aus Radioligand-Bindungsstudien war, daß β_1- und β_2-Adrenozeptoren nicht, wie ursprünglich von Lands et al. (1967) postuliert, Organ-spezifisch verteilt sind, sondern in vielen Organen gemeinsam vorkommen, wobei ein Subtyp überwiegt. Die Koexistenz von β_1- *und* β_2-Adrenozeptoren konnte im Herzen von Ratten (Minneman et al., 1979), Meerschweinchen, Katzen (Hedberg et al., 1980) und Kaninchen (Brodde et al., 1982 b) sowie in der Lunge von Ratten (Rugg et al., 1978), Kaninchen (Rugg et al., 1978; Brodde et al., 1983 a) und Meerschweinchen (Engel et al., 1981) nachgewiesen werden. Wir haben mit Hilfe des hochaffinen β-Adrenozeptor Radioliganden $(\pm)$-^{125}Jodocyanopindolol (JCYP; Engel et al., 1981; Brodde et al., 1981) untersucht, ob auch beim Menschen im Herzen und in der Lunge β_1- *und* β_2-Adrenozeptoren koexistieren (Einzelheiten der Methodik s. Brodde et al., 1983 b, c).

Die Bindung des JCYP an Membranen aus menschlichem rechten Vorhof und Lunge war sättigungsfähig und von hoher Affinität. Scatchard-Analyse (1949) ergab in beiden Geweben eine Gerade, was auf eine einzelne Bindungsstelle für das JCYP hindeutet (Abb. 8). Aus der Scatchard-Analyse ergab sich die maximale Anzahl der Bindungsstellen zu: 86,4 ± 7,4 fmol spezifisch gebundenes JCYP/mg Protein (N = 4, rechter Vorhof) und und 123,8 ± 18,4 fmol spezifisch gebundenes JCYP/mg Protein (N = 3, Lunge). Die K_D-Werte betrugen: 53 ± 6 pM (N = 4, rechter Vorhof) und 43,6 ± 9,4 pM (N = 3, Lunge).

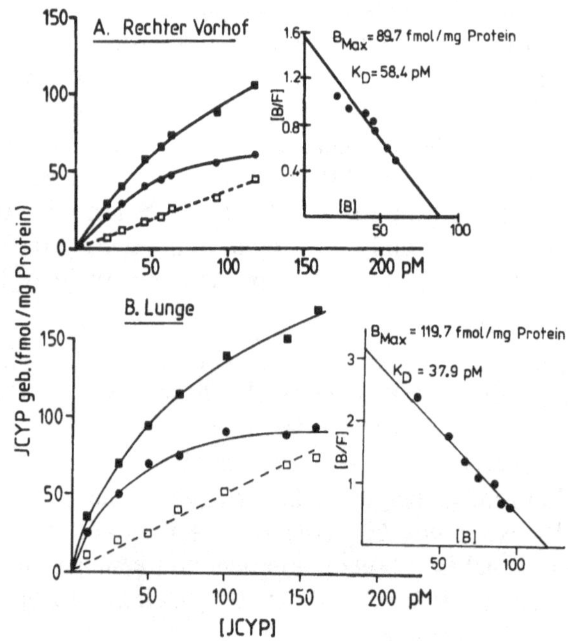

Abb. 8 Bindung von JCYP an Membranen des rechten Vorhofs des Menschenherzens (A) und der menschlichen Lunge (B) als Funktion steigender JCYP Konzentrationen. Die Membranen wurden mit verschiedenen Konzentrationen von JCYP (10-200 pM) in Abwesenheit (■——■ = Gesamtbindung) und Anwesenheit (□- - - -□ = unspezifische Bindung) von 1 μM (−)-Propranolol inkubiert, um die spezifische Bindung (●——●) zu bestimmen. Die Einschübe zeigen Scatchard-Analysen der Bindung. Das Verhältnis B/F von spezifisch gebundenem JCYP (fmol/mg Protein) zu freiem JCYP (pM) ist aufgetragen als Funktion von B = spezifisch gebundenes JCYP (fmol/mg Protein). Die Abbildung zeigt ein typisches Experiment.

Im Vorhof hemmten Katecholamine die spezifische JCYP Bindung mit einer Wirksamkeitsreihenfolge (Abb. 9): Isoprenalin > Adrenalin = Noradrenalin, was dafür spricht, daß im menschlichen Herzen β_1-Adrenozeptoren überwiegen (Lands et al., 1967). In der Lunge (Abb. 10) hingegen war die Reihenfolge: Isoprenalin > Adrenalin > Noradrenalin, was auf eine Population von hauptsächlich β_2-Adrenozeptoren hindeutet (s. Tab. 1).

Um zu prüfen, ob in den untersuchten menschlichen Geweben beide β-Adrenozeptor Subtypen zusammen vorliegen, wurde die Hemmung der JCYP Bindung durch β_1- (Betaxolol, Practolol, Metoprolol) und β_2- (IPS 339, ICI 118, 551) selektive Antagonisten untersucht. Im Gegensatz zum nicht-selektiven β-Adrenozeptor Antagonisten Propranolol waren die Konzentrations-Hemmungs-Kurven für alle β_1- und β_2-selektiven Antagonisten relativ flach mit pseudo Hill-Koeffizienten signifikant kleiner als 1,0 (Abb. 9, 10). Solche flachen

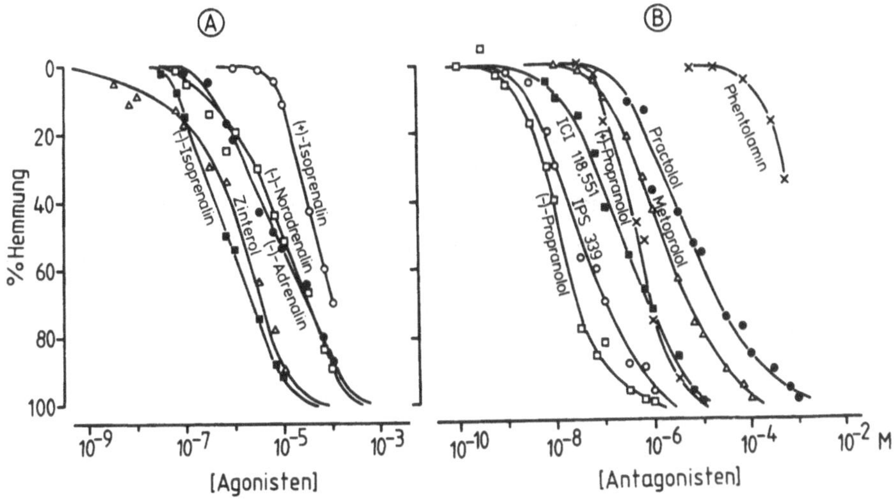

Abb. 9 Hemmung der JCYP Bindung an Membranen des rechten Vorhofs des Menschenherzens durch β-adrenerge Agonisten (A) und Antagonisten (B).
Ordinate: Hemmung der JCYP Bindung in %, wobei Hemmung der Bindung durch 1 μM (−)-Propranolol = 100% gesetzt wurde.
Abszisse: molare Konzentrationen der β-adrenergen Substanzen.
Angegeben sind Mittelwerte von mindestens 3 Versuchen mit einem mittleren Fehler des Mittelwertes < 3%.

Kurven für β-Adrenozeptor Subtyp selektive Substanzen deuten auf das Vorliegen einer nicht homogenen Population von β-Adrenozeptoren hin (Minneman et al., 1979). Nicht lineare Regressions-Analyse dieser Konzentrations-Hemmungs-Kurven (Engel et al., 1981) ergab in der Tat, daß in beiden Geweben β_1- und β_2-Adrenozeptoren gemeinsam vorliegen (Tab. 5). Das Verhältnis $\beta_1 : \beta_2$ betrug im rechten Vorhof 82 : 18, in der Lunge 29 : 71.

Um zu prüfen, ob die im rechten Vorhof des Menschenherzens befindlichen β_2-Adrenozeptoren auch funktionell von Bedeutung sind, wurden die Eigenschaften der an β_1- und β_2-Adrenozeptoren gekoppelten kardialen Adenylat-Zyklase näher untersucht (Brodde et al., 1984 b). Katecholamine stimulierten die Adenylat-Zyklase Aktivität mit einer Wirksamkeitsreihenfolge: Isoprenalin >

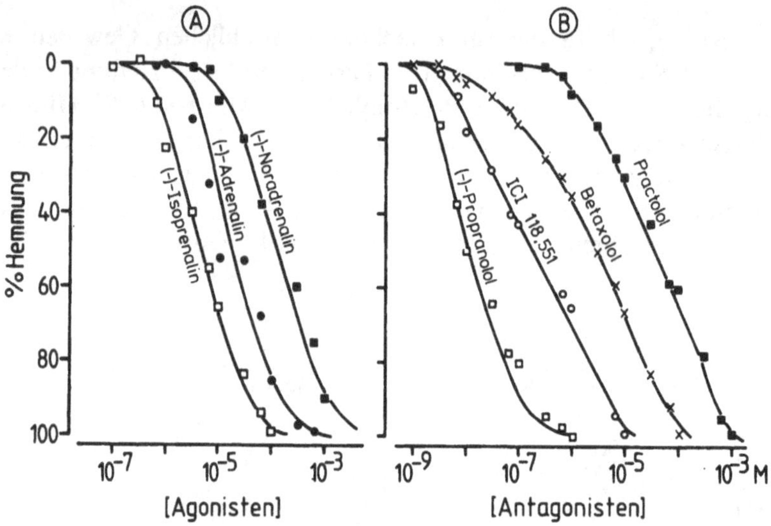

Abb. 10 Hemmung der JCYP Bindung an Membranen der menschlichen Lunge durch β-adrenerge Agonisten (A) und Antagonisten (B).
Ordinate: Hemmung der JCYP Bindung in %, wobei Hemmung der Bindung durch 1 μM (−)-Propranolol = 100% gesetzt wurde.
Abszisse: molare Konzentrationen der β-adrenergen Substanzen.
Angegeben sind Mittelwerte von mindestens 3 Versuchen mit einem mittleren Fehler des Mittelwertes < 6%.

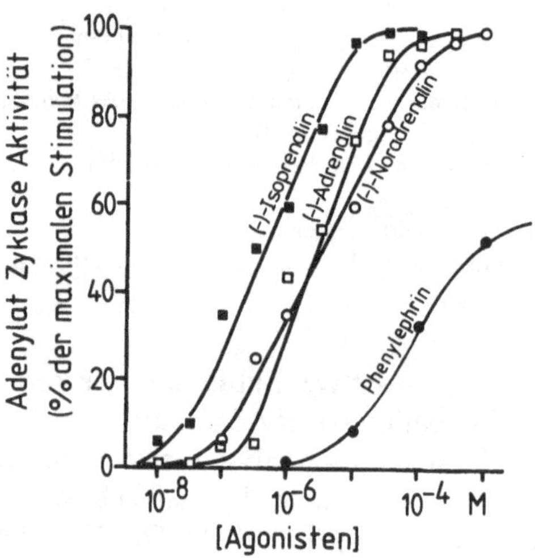

Abb. 11 Stimulation der Adenylat-Zyklase Aktivität in Membranen des rechten Vorhofes des Menschenherzens durch (−)-Isoprenalin, (−)-Adrenalin, (−)-Noradrenalin und Phenylephrin.
Ordinate: Adenylat-Zyklase Aktivität in Prozent der maximalen Stimulation durch 10 μM (−)-Isoprenalin = 100%.
Abzisse: molare Konzentration der katecholaminergen Agonisten.
Angegeben sind Mittelwerte von 3 – 5 Versuchen mit einem mittleren Fehler des Mittelwertes < 10%.

Tabelle 5 K_I-Werte (µM) für die Hemmung der JCYP Bindung durch β-adrenerge Antagonisten sowie relative Konzentrationen von β_1- und β_2-Adrenozeptoren im rechten Vorhof und in der Lunge des Menschen

A. Rechter Vorhof

Substanz	K_I (µM) β_1	K_I (µM) β_2	Verhältnis β_1/β_2
(−)-Propranolol	0,007 ± 0,003		–
Betaxolol	0,027 ± 0,002	1,9 ± 0,09	82/18
IPS 339	0,084 ± 0,008	0,005 ± 0,0003	86/14
ICI 118, 551	0,170 ± 0,016	0,0009 ± 0,0001	87/13
Practolol	0,920 ± 0,07	15,3 ± 1,07	79/21
Metoprolol	0,110 ± 0,01	4,76 ± 0,55	82/18
Zinterol	0,920 ± 0,12	0,009 ± 0,0014	83/17
Procaterol	11,9 ± 1,52	0,099 ± 0,0042	76/24
(−)-Isoprenalin	0,42 ± 0,02		
(+)-Propranolol	0,66 ± 0,05		
(+)-Isoprenalin	52,2 ± 2,6		
		Mittelwert β_1/β_2:	82,1/ 17,9 ±1,5 ±1,5

B. Lunge

Substanz	K_I (µM) β_1	K_I (µM) β_2	Verhältnis β_1/β_2
(−)-Propranolol	0,0064 ± 0,0005		–
Betaxolol	0,044 ± 0,005	0,92 ± 0,10	28/72
IPS 339	0,098 ± 0,007	0,0033 ± 0,0002	32/68
ICI 118, 551	0,11 ± 0,009	0,0021 ± 0,0009	31/69
Practolol	0,77 ± 0,08	17,5 ± 1,4	25/75
		Mittelwert β_1/β_2:	29,0/ 71,0 ±1,3 ±1,3

Mittelwerte ($\bar{x}$) ± mittlerer Fehler des Mittelwertes ($s_{\bar{x}}$) von 3–5 Versuchen

Adrenalin = Noradrenalin > Phenylephrin (Abb. 11), wie sie typisch für β_1-Adrenozeptoren ist (s. Tab. 1). Auch der β_1-selektive Agonist Dobutamin aktivierte die Adenylat-Zyklase (ISA: [Isoprenalin = 1,0] = 0,7), während Prenalterol keinen stimulierenden Einfluß auf die Adenylat-Zyklase hatte, wohl aber die durch 10 µM-Isoprenalin-stimulierte kompetitiv hemmte (Brodde et al., 1984 b).

Die β_2-selektiven Agonisten Fenoterol und Procaterol führten ebenfalls zu einer Stimulation der Adenylat-Zyklase Aktivität, wenn auch mit relativ geringer ISA (ca. 0,5). Während die Adenylat-Zyklase stimulierenden Effekte von Dobutamin,

Fenoterol und Procaterol *nicht* additiv zu dem des Isoprenalins waren, waren die Effekte von Dobutamin und Procaterol additiv: zusammen stimulierten diese beiden Subtyp-selektiven β-Adrenozeptor Agonisten die Adenylat-Zyklase in einem Ausmaß, das dem des Isoprenalins gleich war (Abb. 12). Diese additive Wirkung ist ein starker Anhaltspunkt dafür, daß Dobutimin (β_1) und Procaterol (β_2) die Adenylat-Zyklase im rechten Vorhof des Menschenherzens über verschedene β-Adrenozeptor Subtypen aktivieren.

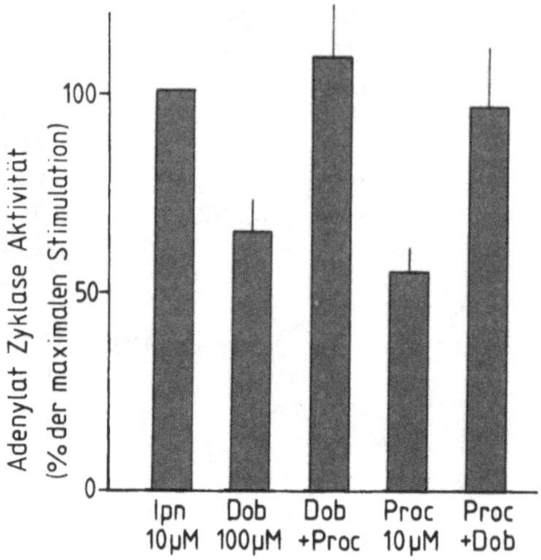

Abb. 12 Einfluß von Dobutamin (Dob, 100 μM) und Procaterol (Proc, 10 μM), allein oder in Kombination, auf die Adenylat-Zyklase Aktivität in Membranen des rechten Vorhofs des Menschenherzens.
Ordinate: Adenylat-Zyklase Aktivität in Prozent der maximalen Stimulation durch 10 μM (−)-Isoprenalin (Ipn) = 100%.
Angegeben sind Mittelwerte $\pm$ mittlerer Fehler des Mittelwertes von 4 Versuchen.

In der menschlichen Lunge hingegen stimulierten Katecholamine die Adenylat-Zyklase mit einer Wirksamkeitsreihenfolge: Isoprenalin > Adrenalin > Noradrenalin (Abb. 13), wie sie für β_2-Adrenozeptoren typisch ist (s. Tab. 1).

Diese Befunde zeigen, daß im Herzen und in der Lunge des Menschen *funktionelle β_1- und β_2*-Adrenozeptoren koexistieren. Darüber hinaus sind in der menschlichen Lunge mit Hilfe von Radioligand-Bindungsstudien auch α_1-Adrenozeptoren nachgewiesen worden (Barnes et al., 1980); ihre Anzahl beträgt ca. 20% der β-Adrenozeptoren. Daß in vielen Organen von Mensch und Tier β_1- *und* β_2-Adrenozeptoren zusammen vorkommen, hat zur Konsequenz, daß es unmöglich sein dürfte, β-Adrenozeptor Agonisten oder Antagonisten mit absoluter Organspezifität zu entwickeln; ja, es scheint sogar nicht möglich zu sein, die Organ-Selektivität der gegenwärtig verfügbaren β-adrenergen Agoni-

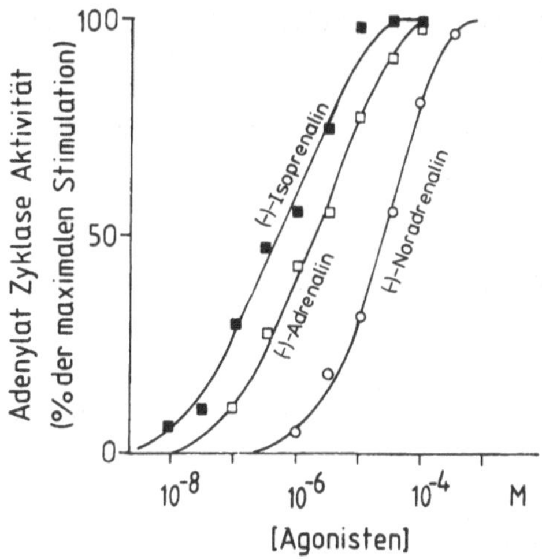

Abb. 13 Stimulation der Adenylat-Zyklase Aktivität in Membranen der menschlichen Lunge durch (−)-Isoprenalin, (−)-Adrenalin und (−)-Noradrenalin.
Ordinate: Adenylat-Zyklase Aktivität in Prozent der maximalen Stimulation durch 10 μM (−)-Isoprenalin = 100%.
Abszisse: molare Konzentration der katecholaminergen Agonisten.
Angegeben sind Mittelwerte von 3 Versuchen mit einem mittleren Fehler des Mittelwertes < 10%.

sten und Antagonisten zu verbessern. Der limitierende Faktor für die Selektivität scheint weniger der Unterschied in der Affinität zu den beiden β-Adrenozeptor Subtypen als der prozentuale Anteil der beiden Subtypen in den verschiedenen Geweben zu sein.

Literaturverzeichnis

Aarons, R. D. und Molinoff, P. B. (1982): Changes in the density of beta adrenergic receptors in rat lymphocytes, heart and lung after chronic treatment with propranolol. J. Pharmacol. exp. Ther. *221*, 439-443

Aarons, R. D., Nies, A. S., Gal, J., Hegstrand, R. und Molinoff, P. B. (1980): Elevation of β-adrenergic receptor density in human lymphocytes after propranolol administration. J. Clin. Invest. *65*, 949-957

Ahlquist, R. P. (1948): A study of the adrenotropic receptors. Amer. J. Physiol. *153*, 586-600

Barnes, P. J., Karliner, J. S. und Dollery, C. T. (1980): Human lung adrenoceptors studied by radioligand binding. Clin. Sci. *58*, 457-461

Brodde, O.-E., Engel, G., Hoyer, D., Bock, K. D. und Weber, F. (1981): The β-adrenergic receptor in human lymphocytes: subclassification by the use of a new radio-ligand, $(\pm)^{-125}$ iodocyanopindolol. Life Sci. *29*, 2189-2198

Brodde, O.-E., Hardung, A., Ebel, H. und Bock, K. D. (1982a): GTP regulates binding of agonists to α_2-adrenergic receptors in human platelets. Arch. int. Pharmacodyn. Ther. *258*, 193-207

Brodde, O.-E., Leifert, F.-J. und Krehl, H.-J. (1982b): Coexistence of β_1- and β_2-adrenoceptors in the rabbit heart: quantitative analysis of the regional distribution by $(-)$-^{3}H-dihydroalprenolol binding. J. Cardiovasc. Pharmacol. *4*, 34-43

Brodde, O.-E., Kuhlhoff, F., Arroyo, J. und Prywarra, A. (1983a): No evidence for temperature-dependent changes in the pharmacological specificity of β_1- and β_2-adrenoceptors in rabbit lung membranes. Naunyn-Schmiedeberg's Arch. Pharmacol. *322*, 20-28

Brodde, O.-E., Karad, K., Zerkowski, H.-R., Rohm, N. und Reidemeister, J. Chr. (1983b): Coexistence of β_1-and β_2-adrenoceptors in human right atrium. Direct identification by $(\pm)$-^{125}iodocyanopindolol binding. Circ. Res. *53*, 752-758

Brodde O.-E., Bock, K. D., Rohm, N., Zerkowski, H.-R. und Reidemeister, J. Chr. (1983c): Nachweis und quantitative Bestimmung von β_1- und β_2-Adrenozeptoren im Herzen und in der Lunge des Menschen. Verh. dtsch. Ges. inn. Med. *89*, 613-616

Brodde, O.-E., Daul, A., O'Hara, N., Khalifa, A. M. und Bock, K. D. (1984a): Einfluß von β-Blockern mit und ohne „Intrinsic Activity" (ISA) auf die β_2-Adrenozeptoranzahl in menschlichen Lymphozyten. Verh. dtsch. Ges. inn. Med. *90*, Abstract 561

Brodde, O.-E., O'Hara, N., Zerkowski, H.-R. und Rohm, N. (1984b): Human cardiac β-adrenoceptors: both β_1- *and* β_2-adrenoceptors are functionally coupled to the adenylate cyclase in right atrium. J. Cardiovasc. Pharmacol., im Druck

Dale, H. H. (1906): On some physiological actions of ergot. J. Physiol. (London) *34*, 163-206

Dale, H. H. (1913): On the action of ergotoxin; with special reference to the existence of sympathetic vasodilators. J. Physiol. (London) *46*, 291-300

Daly, M. J. und Levy, G. P. (1979): The subclassification of β-adrenoceptors. Evidence in support of the dual β-adrenoceptor hypothesis. In: Trends in Autonomic Pharmacology *Vol. I* (Ed. S. Kalsner, Urban und Schwarzenberg, Baltimore, München) S. 347-382

Engel, G., Hoyer, D., Berthold, R. und Wagner, H. (1981): $(\pm)$-^{125}Iodocyanopindolol, a new ligand for β-adrenoceptors: identification and quantitation of subclasses of β-adrenoceptors in guinea-pig. Naunyn-Schmiedeberg's Arch. Pharmacol. *317*, 277-285

Furchgott, R. F. (1972): The classification of adrenoceptors (adrenergic receptors). An evaluation from the standpoint of receptor theory. In: Handbook of Experimental Pharmacology *Vol. 33* „Catecholamines" (Eds. H. Blaschko und E. Muscholl, Springer, Berlin) S. 283-335

Göthert, M., Schlicker, E., Hentrich, F., Rohm, N. und Zerkowski, H.-R. (1984): Modulation of noradrenaline release in human saphenous vein via presynaptic α_2-adrenoceptors. Europ. J. Pharmacol., im Druck

Hedberg, A., Minneman, K. P. und Molinoff, P. B. (1980): Differential distribution of beta-1 and beta-2 adrenergic receptors in cat and guinea-pig heart. J. Pharmacol. exp. Ther. *212*, 503-508

Hoffman, B. B. und Lefkowitz, R. J. (1980): Radio-Ligand Binding Studies of adrenergic receptors: new insights into molecular and physiological regulation. Annu. Rev. Pharmacol. Toxicol. *20*, 581-608

Kiowski, W., Hulthen, U. F., Ritz, R. und Bühler, F. R. (1983): a_2-Adrenoceptor mediated vasoconstriction of arteries. Clin. Pharmacol. Ther. *34*, 565-569

Lands, A. M., Arnold, A., McAuliff, J. P., Luduena, F. P. und Brown, T. G. (1967): Differentiation of receptor systems activated by sympathomimetic amines. Nature *214*, 597-598

Langer, S. Z. (1981): Presynaptic regulation of the release of catecholamines. Pharmacol. Rev. *32*, 337-362

Lefkowitz, R. J. (1978): Identification and regulation of alpha- and beta-adrenergic receptors. Fed. Proc. *37*, 123-129

Majewski, H. (1983): Modulation of noradrenaline release through activation of presynaptic β-adrenoceptors. J. Auton. Pharmacol. *3*, 47-60

Minneman, K. P., Hegstrand, L. R. und Molinoff, P. B. (1979): Simultaneous determination of beta-1 and beta-2-adrenergic receptors in tissues containing both receptor subtypes. Molec. Pharmacol. *16*, 34-46

Molinoff, P. B. und Aarons, R. D. (1983): Effects of drugs on β-adrenergic receptors on human lymphocytes. J. Cardiovasc. Pharmacol. *5*, Suppl. 1 S63-S67

Newman, K. D., Williams, L. T., Bishopric, N. H. und Lefkowitz, R. J. (1978): Identification of alpha-adrenergic receptors in human platelets by ^{3}H-dihydroergocryptine binding. J. Clin. Invest. *61*, 395-402

Prichard, B. N. C., Tomlinson, B., Walden, R. J. und Bhattacharjee, P. (1983): The β-adrenergic blockade withdrawal phenomenon. J. Cardiovasc. Pharmacol. *5*, Suppl. 1 S56-S62

Rugg, E. L., Barnett, D. B. und Nahorski, S. R. (1978): Coexistence of $beta_1$ and $beta_2$ adrenoceptors in mammalian lung: Evidence from direct binding studies. Molec. Pharmacol. *14*, 996-1005

Scatchard, G. (1949): The attraction of proteins for small molecules and ions. Ann. N. Y. Acad. Sci. *51*, 660-672

Schümann, H. J., Endoh, M. und Brodde, O.-E. (1975): The time course of the effects of β- and a-adrenoceptor stimulation by isoprenaline and methoxamine on the contractile force and cAMP level of the isolated rabbit papillary muscle. Naunyn-Schmiedeberg's Arch. Pharmacol. *289*, 291-302

Starke, K. (1981 a): Presynaptic receptors. Annu. Rev. Pharmacol. Toxicol. *21*, 7-30

Starke, K. (1981 b): a-Adrenoceptor subclassification. Rev. Physiol. Biochem. Pharmacol. *88*, 199-236

Starke, K. (1977): Regulation of noradrenaline release by presynaptic receptor systems. Rev. Physiol. Biochem. Pharmacol. *77*, 1-124

Sutherland, E. W., Robison, G. A. und Butcher, R. W. (1968): Some aspects of the biological role of adenosine 3', 5'-monophosphate (cyclic AMP). Circulation *37*, 279-306

Timmermans, P. B. M. W. M. und Van Zwieten, P. A. (1981): The postsynaptic α_2-adrenoceptor. J. Auton. Pharmacol. *1*, 171-183

Timmermans, P. B. M. W. M., Van Meel, J. C. A. und Van Zwieten, P. A. (1983): The interference between calcium antagonists and vascular α_2-adrenoceptors in vivo. Prog. Pharmacol. *5*, 37-50

Williams, L. T., Snyderman, R. und Lefkowitz, R. J. (1976): Identification of beta-adrenergic receptors in human lymphocytes by $(-)$-^{3}H-alprenolol binding. J. Clin. Invest. *57*, 149-155

Die Wirkung von blockierenden Substanzen für Beta-Rezeptoren an den Gefäßen des kleinen Kreislaufs

K. Lanser

Die Funktion der normalen Lunge ist zur Erfüllung ihrer vielfältigen Aufgaben als Gasaustausch und metabolisches Organ an ein ungestörtes Verhältnis von Ventilation und Perfusion gebunden. Voraussetzung hierzu sind ein funktionsfähiges Atemwegs- und Lungengefäßsystem, Lungenparenchym und Herz.

Die Lungendurchblutung ist von aktiven und passiven Mechanismen abhängig. Zu den passiven Mechanismen gehören der Alveolardruck, der niedrige Gefäßwiderstand, der hydrostatische Druck, die Verteilung des Blutflusses durch die besondere Gefäßarchitektonik und die Herzfunktion. Zu den aktiven Mechanismen zählen wir die Fähigkeit der Pulmonalgefäße zur Vasomotion, die Kontrolle der Blutgefäße durch Nerven, Rezeptoren und Mediatoren auf prä- und postkapilläre Gefäßabschnitte und Sphinktere sowie die biorheologischen Bedingungen der corpusculären Blutbestandteile und des Plasmas.

Obwohl es immer noch unterschiedliche, z. T. gegensätzliche Meinungen hinsichtlich der morphologischen Gegebenheiten der Nervenversorgung der Atemwege und der Pulmonalgefäße gibt, so ist heute weitgehend akzeptiert, daß die Blutgefäße vorwiegend von sympathischen Nervenfasern erreicht werden, die Atemwege sowohl parasympathische Fasern aus dem N. Vagus wie Fasern des Sympathikus enthalten (1, 5). Vom funktionellen Gesichtspunkt unterliegen die mehr zentralen Atemwege dem modulierenden Einfluß des N. Vagus, während mit zunehmender peripherer Distribution der kleinen Atemwege die Bedeutung des Sympathikus als Regulator der Atemwegsweite zunimmt (11). Die Blutgefäße werden sympathisch innerviert, parasympathische Einflüsse sind zweifelhaft.

An den pulmonalen Gefäßen finden sich sowohl Alpha- wie Beta-adrenerge Rezeptoren. Aus Tierversuchen an Katzen und Hunden ist bekannt, daß Alpha-Rezeptoren-Blocker die pulmonalen Gefäße erweitern, Beta-Rezeptoren-Blocker diese verengen. Das führte zu der Überlegung, daß der pulmonale Gefäßtonus durch die Balance von Alpha- und Beta-Rezeptoren aufrechterhalten wird. Die Kenntnisse bezüglich der Rezeptorfunktion im kleinen Kreislauf sind jedoch insgesamt lückenhaft. Insbesondere ist unser Wissen über die Rezeptordichte, die Verteilung von Alpha- und Beta-Rezeptoren sowie die Verteilung von Alpha-1 und Alpha-2 sowie Beta-2 und Beta-1-Rezeptoren und ihre Aktivität nur hypothetisch. Auch die Hinweise, die an corpusculären Blutbestandteilen gewonnen wurden, daß die Anzahl und die Aktivität der Rezeptoren tagesrhythmisch schwanken, ist für die Gefäß-Rezeptoren des kleinen Kreislaufes bisher nicht bekannt. Dieses mag differierende Ergebnisse verschiedener Autoren bei experimentellen Untersuchungen und klinisch-therapeutischen Beobachtungen miterklären.

Etwas mehr Informationen liegen über die Wirkung der Beta-Blocker am kleinen Kreislauf vor. So soll die Pulmonalarterie grundsätzlich das gleiche Verhalten wie die peripheren Muskelgefäße zeigen, d. h. nach Gabe eines Beta-Blockers steigt der vasculäre Widerstand an.

Bei der Passage eines Beta-Blockers durch das Lungengefäßsystem kommt es zu einer extensiven und schnellen Bindung der Substanz in der Lunge (7). Bei Hunden wird 60 %, beim Menschen bis 75 % Substanzmenge bei einer einmaligen Dosis von 0,5 mg Propanolol i. v. als „Single pass lung uptake" unabhängig vom aktuellen Herzzeitvolumen aufgenommen (8). Nach 30 Min. sind noch 8 % der initialen Substanzmenge in Relation zum Lungengewebsspiegel im Serum nachweisbar (6). Nach Bahkle soll ein Mixed-Kinetics-Carrier-Mechanismus für die Aufnahme in der Lunge bestehen (3). Interessant ist, daß Pang und Mitarbeiter eine gestörte Aufnahme von Propanolol in die Lunge beim Lungenemphysem (55%) und bei primärer pulmonaler Hypertonie (51%) fanden. Eine Korrelation der Propanololaufnahme mit üblichen Lungenfunktionsparametern ergab sich weder bei den gesunden Patienten, noch bei den Patienten mit Lungenemphysem. Die Reduktion der Aufnahme des Propanolols in das Lungengewebe war gefolgt von einem Anstieg der arteriellen Konzentration um 60 % (13). Hierdurch bedingt könnte es zu unerwarteten Reaktionen an anderen Organbereichen kommen. Es wäre denkbar, daß erhöhte Propanololkonzentrationen, die über die Bronchialarterien an die Atemwege herangebracht werden, mitverantwortlich für die bekannten und unerwünscht starken bronchokonstriktoren Reaktionen sind. Weiterhin bedeutsam ist, daß Sill und Mitarbeiter aus ihren Untersuchungen folgern, daß bei alveolärer Hypoventilation die Reagibilität der Bronchial -und Gefäßmuskulatur gegenüber Beta-Blockern zunimmt (17). Nach Aviado und Young wird die pharmakologische Wirkung von Substanzen in 4 Reaktionstypen eingeteilt (2):

Typ 1: Vasokonstriktion + Bronchodilatation (z. B. durch Adrenalin)
Typ 2: Vasodilatation + Bronchokonstriktion (z. B. durch Acetylcholin)
Typ 3: Vasokonstriktion + Bronchokonstriktion (z. B. durch Histamin)
Typ 4: Vasodilatation + Bronchodilatation (z. B. durch Aminophyllin)

Die Wirkung von Beta-Blockern ist dem Typ 3 zuzuordnen. Als Mediator der Reaktion vom Typ 3 wurde von den Autoren Histamin angenommen, heute jedoch treten mehr die Metabolite des Arachnoidonsäure-Stoffwechsels in den Vordergrund (19).

Die Wirkung von Beta-Blockern läßt sich in zweierlei Hinsicht deuten:

a) Direkte Rezeptorwirkung und lokale Antwort

b) Direkte Rezeptorwirkung und reflektorisch vermittelte Antwort

Die regionale Anpassung von Belüftung und Durchblutung ist eng mit dem Begriff des Euler-Liljestrand-Mechanismus vergesellschaftet. Dieser besagt im wesentlichen, daß in einer Region mit mangelnder Belüftung auch die Durchblutung adäquat vermindert wird. Als Reaktionsort einer Hypoxie in der Gefäßebene wird nach Bergofsky die Präkapillare angenommen (4). Nach Untersuchungen im Tierversuch läßt sich der Euler-Liljestrand-Mechanismus

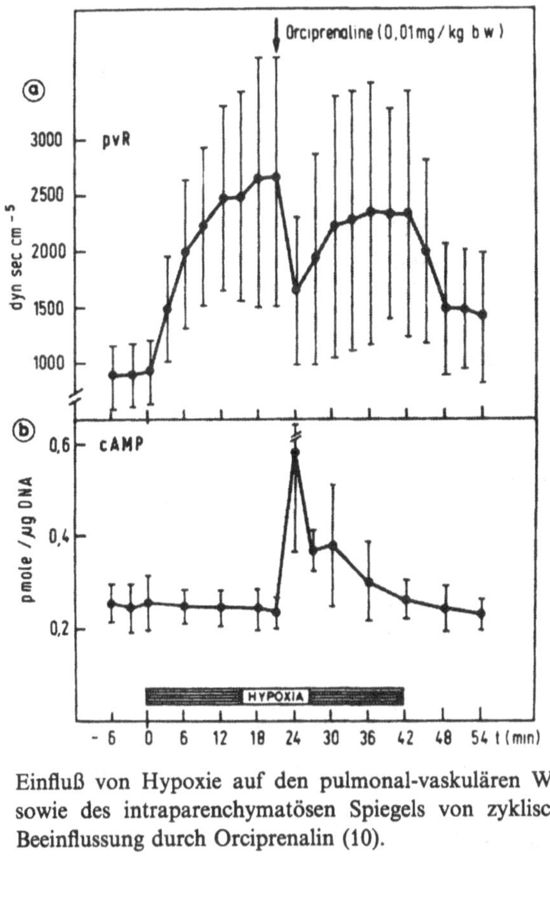

Abb. 1 Einfluß von Hypoxie auf den pulmonal-vaskulären Widerstand (PVR) des Schweines sowie des intraparenchymatösen Spiegels von zyklischem AMP (cAMP) und deren Beeinflussung durch Orciprenalin (10).

durch Beta-Sympathikomimetika aufheben, was zu einer erhöhten Durchblutung der Lunge, evtl. mit Anstieg des Shunt-Volumens, führt (10, 14). Die Beta-Blocker hingegen bewirken eine Erhöhung des Pulmonalarteriendruckes.

Durch Hypoxie kann der Anstieg des Pulmonalarteriendruckes nach Beta-Blockade noch verstärkt werden (15). Dieser Mechanismus ist eng mit dem Adenylzyklase-cAMP-Mechanismus verknüpft (9, 16).

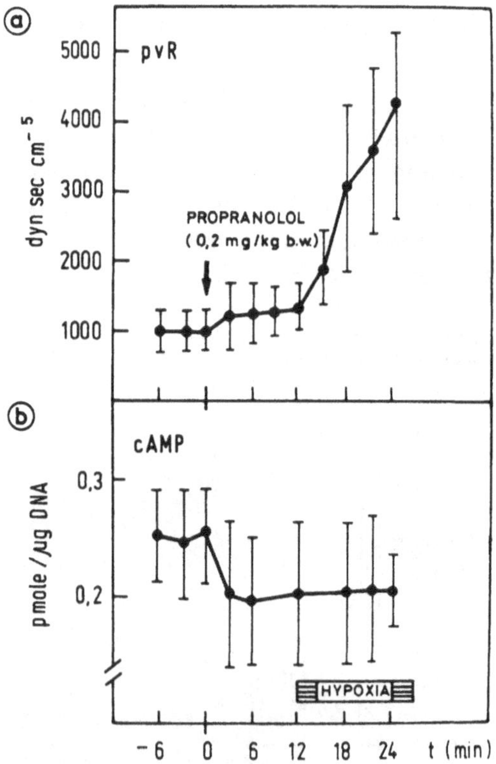

Abb. 2 Veränderungen des pulmonal-vaskulären Widerstandes (PVR) des Schweines und intraparenchymatöse cAMP-Spiegel nach Applikation von Propanolol und Hypoxie (10).

Für die Durchblutung eines Organes wie der Lunge spielen jedoch nicht nur die Fließbedingungen der Gefäße im Kapillarnetz eine Rolle, sondern auch die Fließeigenschaften des Blutes, z. B. der Erythrozyten. Nach Untersuchungen der Arbeitsgruppe Schmidt-Schoenbein führen mit Beta-Sympathikomimetika (Isoproterenol) behandelte Erythrozyten zu einem gestörten Fließverhalten (18). Es darf mit Vorsicht aus diesen Befunden abgeleitet werden, daß Beta-Blocker ebenfalls die Rigidität der Erythrozyten beeinflussen. Unsere rheologischen Untersuchungen an hypoxisch geschädigten roten Blutzellen ergaben, daß diese eine verminderte Fluidität im Kapillarbereich besitzen (12). Die Deformierbarkeit der roten Blutzellen könnte unter Hypoxie und dem Einfluß der Beta-Rezeptoren-blockierenden Substanzen weiter verändert werden.

In einer Studie, die an der University of Syracuse, Department of Surgery, Upstate Medical Center New York, gemeinsam mit W. R. Webb, S. D. Wax, und G. Nieman durchgeführt wurde, war das Ziel, unter Einbeziehung cardialer, hämodynamischer und lungenfunktionsanalytischer Parameter den Einfluß von Beta-Rezeptoren auf die pulmonal-kapilläre Durchblutung zu erfassen.

Methodik

Untersucht wurde bei 12 Bastardhunden mit einem mittleren Körpergewicht von 17,6 $\mp$ 4,6 kg und einer Körperoberfläche im Mittel von 1,19 $\mp$ 0,31 m^2 der Einfluß des Beta-Sympathikomimetikums Terbutalin in einer Dosierung von 0,025 mg/kg und dem Beta-Adrenolytikum Propanolol in einer Dosierung von 0,05 mg/kg bei normalen zirkulatorischen Verhältnissen (n = 6) und im hämorrhagischen Schock (n = 6). Nach Einleitung der Narkose mit 30 mg/kg Nembutal wurden die Tiere orotracheal intubiert und über eine Harvard-Respirator-Pumpe mit einem mittleren Atemminutenvolumen von 3960 ml/m^2 sowie 5 cm H_2O Peep beatmet. Der Munddruck wurde direkt über einen am Trachealtubus angeschlossenen Statham-Druckaufnehmer gemessen. Als indirektes Maß der Bronchialweite wurde die pro 10 ml Atemzugvolumen notwendige Munddruckänderung berechnet. Die Bestimmung der inspiratorischen und exspiratorischen Sauerstoffraktion erfolgte über einen Beckman-Oxygen Analyser OM-II. Ein Katheter in der A. femoralis diente zur Messung des Femoralarteriendruckes und zur Gewinnung arterieller Blutproben für die Blutgasanalyse und des aktuellen Hämatokrits. Ein Katheter wurde über die Vena femoralis in Zentralvenenposition zur Durchmessung verlegt. Der Pulmonalarteriendruck und der Pulmonalkapillardruck sowie das Herzminutenvolumen wurden mit Hilfe des Thermodilutionscomputers der Fa. Kimray über einen Swan-Ganz-Katheter 7 F gemessen, der über die Jugularvene in die Pulmonalarterie eingeführt wurde. Es wurde der pulmonalvasculäre und systemvasculäre Gefäßwiderstand berechnet. Als indirektes Maß des Erythrozytenflusses erfolgte die Berechnung des sog. „Red-Cell-Flows" als Produkt aus Cardiac Index und Hämatokrit.

Die pulmonale Mikrozirkulation wurde mit Hilfe eines speziell konstruierten Saugkopfes über eine Intravitalmikroskopieeinrichtung in Auflicht-Dunkelfeldbeleuchtung direkt beobachtet und im 16 mm Farbfilm festgehalten (21). Hierzu lagen die Tiere auf der rechten Seite, so daß nach Eröffnung des 5. ICR links eine Beurteilung des Blutflusses der Arteriolen, Kapillaren und Venolen sowie der Alveolarwandbewegung möglich war.

6 Hunde wurden durch Entblutung über die A. femoralis bis zu einem systemarteriellen Mitteldruck von 40 mmHg einem hämorrhagischen Schock unterworfen. In beiden Untersuchungsgruppen wurde nach 1 Std. im steady-state über einen medialen collären Hautschnitt bilateral die zervikalen Vagusansteile freigelegt und diese vorsichtig je in einem T-förmigem, mit Watte ausgelegtem Schlauch eingebettet. Hierdurch ist es möglich eine wiederholte Vagusblockade mit Novocain (3 %) sowie eine nachfolgende Auswaschung mit physiologischer Kochsalzlösung ohne wesentliche mechanische Irritation des N. Vagus zu bewerkstelligen. Jeweils nach der Medikamentenapplikation wurde bilateral der N. Vagus passager blockiert, um ein unterschiedliches Verhalten des kleinen Kreislaufs auf die Medikamentengabe ohne parasympathische Einflüsse zu erfassen.

Ergebnisse

Die Mittelwerte, Standardabweichungen und Standardabweichungen vom Median sind für das Normaltierkollektiv in den Tab. 1 und 2, für die Tiere im hämorrhagischen Schock in den Tab. 3 und 4 angegeben.
Entsprechend der Thematik dieser Arbeit, soll keine gesamte Diskussion der einzelnen Parameter erfolgen. Zusammenfassend ist hervorzuheben, daß es in der Tendenz unter Terbutalin zu dem bekannten Anstieg des Cardiac-Index mit Abfall des pulmonal-vaskulären und system-vaskulären Widerstandes kommt. Unter Propanolol wird der Cardiac-Index vermindert, wo hingegen der pulmonal-vaskuläre und system-vaskuläre Widerstand ansteigt. Wesentliche Änderungen des Pulmonalarteriendruckes und des pulmonal-kapillären Druckes konnten nicht beobachtet werden. Der Sauerstoffverbrauch unter Terbutalin steigt, und ist unter Propanolol im wesentlichen unverändert. Die Berechnung des hämorheologisch hinweisenden Red-Cell-Flows ergab, daß dieser unter dem Beta-Sympathikomimetikum zu-, unter Propanolol abnimmt. Die Vagusblokkade läßt insgesamt keine wesentlichen Einflüsse auf die hämodynamischen Parameter erkennen, jedoch ist tendentiell immer eine geringfügige Abnahne zu verzeichnen. Es ist aus diesen Ergebnissen vorwiegend ersichtlich, daß die Reaktionen durch Gabe des Beta-Sympathikomimetikums und des Beta-Blockers mehr als Auswirkungen auf die Herzfunktion meßtechnisch zu erfassen sind. Die Wirkung am pulmonalen Kreislauf in der gewählten Dosierung sind nicht eindeutig gerichtet, vagale Einflüsse auf die Gefäße der Lunge lassen sich jedoch nicht ganz auschließen.

Die direkte Beobachtung der pulmonalen Mikrozirkulation zeigte, daß sich die Strömungsgeschwindigkeit corpusculärer Anteile in den Lungengefäßen nach Terbutalin erhöht. Propanolol ist ebenso wie die Vagusblockade allein oder

Experiment	CI	SV	HF	LAP	PAP	PCP	FAP	CVP	PVR	SVR	
	2708	18.2	150	5.0	17.6	5.5	109	2.5	378	3174	M
cm	306	2.6	14.5	1.4	2.5	0.9	7.5	0.7	58	353	± SD
	88	0.8	4.2	0.4	0.7	0.3	2.2	0.2	17	102	± SEM
	2380	14.4	168	4.3	15.3	5.9	103	2.2	373	3500	M
vb	611	3.4	37.1	1.4	3.0	1.4	15.4	0.8	65	671	± SD
	250	1.4	15.1	0.6	1.2	0.6	6.3	0.3	27	274	± SEM
	2230	16.0	141	4.4	14.9	5.7	101	2.0	378	3599	M
vw	419	2.4	28.1	1.4	2.6	1.2	13.9	0.6	48	555	± SD
	171	1.0	11.4	0.6	1.1	0.5	5.7	0.3	19	226	± SEM
	3265	21.9	157	4.3	16.4	6.0	86	2.2	313	2091	M
terbutaline	795	6.4	41.5	1.4	2.9	1.8	11.6	0.9	99	224	± SD
	325	2.6	16.9	0.6	1.2	0.8	4.73	0.4	40	92	± SEM
	3240	21.6	154	4.6	16.6	5.5	93	1.8	307	2319	M
vb	863	6.1	35.3	1.1	2.7	1.7	8.8	0.9	79	409	± SD
	352	2.4	14.4	0.4	1.1	0.7	3.6	0.4	32	167	± SEM
	2386	15.9	153	3.5	17.1	5.9	94	1.9	356	3092	M
vw	248	2.1	27	1.5	2.9	1.5	9.2	0.9	68	91	± SD
	101	0.8	11	0.6	1.2	0.7	3.7	0.4	28	32	± SEM
	2352	19.1	126	4.2	16.9	6.1	102	2.6	437	3422	M
propranolol	430	3.4	24.2	1.7	2.8	1.5	17.2	1.1	61	621	± SD
	176	1.4	9.9	0.7	1.1	0.7	7.0	0.5	25	253	± SEM
	2341	17.2	138	3.8	17.5	6.1	106	2.8	471	3552	M
vb	428	2.9	27.3	2.1	3.1	1.8	14.9	1.3	95	434	± SD
	175	1.2	11.2	0.8	1.3	0.9	6.1	0.5	39	177	± SEM

Tabelle 1 Hämodynamische und kardiale Parameter bei Hunden mit normalen zirkulatorischen Verhältnissen nach Gabe von Terbutalin und Propanolol.

Abkürzungen: CI: Cardiac-Index, SV: Schlagvolumen, HF: Herzfrequenz, LAP: Linker Vorhofdruck, PAP: mittlerer Pulmonalarteriendruck, PCP: Pulmonalkapillardruck, FAP: Systemarterieller Mitteldruck, CVP: Zentraler Venendruck, PVR: Pulmonalvaskulärer Widerstand, SVR: Systemvaskulärer Widerstand, VB: Vagus-Blockade, VW: Vagus „Washout", M: Mittelwert, SD: Standardabweichung, SEM: Standardabweichung vom Median.

nach der Applikation der beiden Testsubstanzen ohne sichtbaren Effekt auf den Blutfluß. Im hämorrhagischen Schock zeigten die Arteriolen in der initialen Phase des Schockgeschehens noch eine respiratorisch bedingte Hin- und Herbewegung der Blutsäule mit deutlicher Erythrozytenverklumpung. Weder nach Terbutalin, noch nach Propanolol war es möglich, eine sichtbare Beeinflussung des Kapillarflusses in den nicht abhängigen Lungenpartien zu beobachten.

Unser Wissen über die Funktion der Beta-Rezeptoren im kleinen Kreislauf für die Lungendurchblutung beim lebenden Organismus ist noch sehr unvollkommen. Es muß somit gegenwärtig noch unentschieden bleiben, ob sich Beta-Blocker mit intrinsischer Aktivität und Membran-stabilisierenden Eigenschaften in ihrem Effekt auf die pulmonalen Gefäß-Rezeptoren unterscheiden und ob dieses sich in der Therapie auszuwirken vermag. Hierzu wären Untersuchungen notwendig, die unsere hypothetischen Überlegungen, die aus anderen Kreislauf-

Experiment	Δ MP	FI_{O_2}-FE_{O_2}	ΔMP/10 ml TV	O_2-C	pO_2	pCO_2	pH	HCO_3	Hct	Hb	RCF	
	6.3	4.8	3.7	192	85.1	38.7	7.367	22.2	37.4	13.5	1007	M
cm	1.56	1.01	0.9	50.8	13.3	4.6	0.047	2.1	6.1	2.0	164	± SD
	0.45	0.29	0.3	14.7	3.8	1.3	0.014	0.6	1.8	0.6	47	± SEM
	6.8	4.2	4.0	157	88.3	34.2	7.371	19.8	38.0	13.8	903	M
vb	1.94	0.88	1.1	32.6	23.8	2.9	0.051	2.3	5.1	1.7	28	± SD
	1.00	0.21	0.2	12.4	10.1	1.3	0.016	0.5	2.3	0.7	80	± SEM
	6.6	3.8	3.4	158	87.2	34.6	7.362	19.7	38.2	13.9	848	M
vw	2.46	0.51	0.5	30.4	24.8	3.3	0.039	1.3	5.5	1.8	196	± SD
	1.00	0.21	0.2	12.4	10.1	1.3	0.016	0.5	2.3	0.7	80	± SEM
	6.9	4.6	4.0	174	84.6	38.4	7.272	17.6	41.6	15.2	1381	M
terbutaline	1.74	0.98	1.0	39.3	24.9	4.38	0.046	1.03	5.0	2.1	466	± SD
	0.71	0.40	0.4	16.0	10.2	1.78	0.019	0.4	2.0	0.9	190	± SEM
	7.3	4.4	4.2	166	87.1	38.7	7.275	18.0	41.4	14.7	1335	M
vb	1.64	0.83	0.9	33.9	27.0	4.75	0.024	2.13	5.0	1.6	370	± SD
	0.67	0.34	0.4	13.8	11.4	1.94	0.010	0.87	2.0	0.7	151	± SEM
	7.6	4.2	4.4	158	87.7	38.2	7.271	17.6	42.0	14.9	1009	M
vw	1.83	0.74	1.0	31.9	25.1	2.3	0.034	2.3	4.7	1.7	147	± SD
	0.74	0.30	0.4	13.0	10.2	1.0	0.014	1.0	1.9	0.7	60	± SEM
	7.5	4.1	4.4	155	89.9	36.4	7.305	18.2	39.2	14.4	921	M
propranolol	1.7	0.7	0.9	31	26	2.8	0.048	2.2	4.5	1.6	194	± SD
	0.7	0.3	0.4	13	10	1.1	0.019	0.9	1.8	0.6	79	± SEM
	7.7	4.4	4.4	169	87.4	37.0	7.326	19.4	38.7	14.2	902	M
vb	1.8	1.0	1.0	45	26.1	4.4	0.052	2.7	4.2	1.3	166	± SD
	0.7	0.4	0.4	18	10.7	1.7	0.021	1.1	1.7	0.6	68	± SEM

Tabelle 2 Parameter der Lungenfunktion, des Gasaustausches, der Blutgasanalyse und des Blutes unter Terbutalin und Propanolol beim Hund.

Abkürzungen: $\triangle$ MP: Munddruckänderung, FI 02 - FE 02 = Differenz der in- und exspiratorischen Sauerstofffraktion, $\triangle$ MP/10 ml TV: Munddruckänderung pro 10 ml Atemzugvolumen, O_2-C: Sauerstoffaufnahme, pO_2: Sauerstoffpartialdruck, pCO_2: Kohlensäurepartialdruck, pH, HCO 3: Bicarbonat, HCT: Hämatokrit, HB: Hämoglobin, RCF: Red-Cell-Flow.

gebieten gewonnen wurden, durch Maß und Zahl bezüglich des kleinen Kreislaufes realistisch erfassen ließen. Es bleibt abzuwarten, ob sich die von Szentivani aufgestellte Hypothese, daß beim Asthma bronchiale inaktive oder deformierte Beta-Rezeptoren vorliegen, auch in Zukunft weiterhin akzeptiert werden kann. Gerade bezüglich des Bronchialsystems sind hierüber in Publikationen aus England in letzter Zeit Zweifel vorgetragen worden. Außerdem ergibt sich die Frage, ob diese deformierten Rezeptoren ebenso wie an den Atemwegen sich auch an den Pulmonalgefäßen finden lassen. Auch durch die Entwicklung von spezifischen Alpha-1 und Alpha-2-Blockern ließen sich zukünftig weitere Erkenntnisse über das Zusammenspiel von Alpha- und Beta-Rezeptoren bzw. deren speziellen Aufgaben bei der Regulation von Ventilation und Perfusion der Lunge gewinnen.

Experiment	CI	SV	HF	LAP	PAP	PCP	FAP	CVP	PVR	SVR	
	562	4.2	136	1.3	10.6	6.7	4.0	1.3	1346	5650	M
1 hr.shock	95	0.5	26	0.5	1.2	0.7	0.0	0.7	168	1081	± SD
	39	0.2	11	0.2	0.5	0.3	0.0	0.3	69	441	± SEM
	639	4.7	143	1.4	11.3	6.8	37.5	1.1	1249	5006	M
vb	169	1.8	33	1.2	2.9	1.5	4.2	0.9	201	1160	± SD
	69	0.7	14	0.5	1.2	0.6	1.7	0.4	82	473	± SEM
	624	4.3	146	1.4	11.8	6.5	40.8	1.4	1349	5205	M
vw	136	1.0	14	1.2	2.1	1.7	2.0	0.9	230	894	± SD
	55	0.4	6	0.5	0.5	0.7	0.8	0.4	94	365	± SEM
	968	7.8	133	2.1	12.2	6.2	40.0	1.3	877	3351	M
terbutaline	215	3.3	28	1.1	1.5	1.3	3.2	0.9	257	868	± SD
	88	1.3	11	0.5	0.6	0.5	0.5	0.4	105	354	± SEM
	784	6.9	117	1.4	12.3	6.3	40.0	1.3	1195	4168	M
vb	178	2.1	22	1.0	0.7	1.4	3.2	0.9	509	1284	± SD
	73	0.9	9	0.4	0.3	0.6	1.3	0.4	208	524	± SEM
	756	6.1	124	1.4	12.3	6.3	38.8	1.3	1288	4299	M
vw	220	1.4	26	1.0	1.1	1.3	2.1	0.9	632	1417	± SD
	90	0.6	11	0.4	0.5	0.5	0.9	0.4	258	579	± SEM
	584	6.8	88	2.1	12.2	6.9	40.0	1.5	1492	5553	M
propranolol	194	1.7	20	1.3	2.1	1.4	0.0	0.8	648	1495	± SD
	55	0.7	8	0.5	0.9	0.6	0.0	0.3	265	611	± SEM
	581	6.8	87	1.9	13.1	7.2	40.8	1.8	1593	5502	M
vb	99	1.1	17	1.2	1.7	1.2	2.0	1.0	485	941	± SD
	40	0.5	7	0.5	0.7	0.5	0.8	0.4	198	384	± SEM

Tabelle 3 Parameter und Abkürzungen wie in Tab. 1 für die Tiere im hämorrhagischen Schock.

Experiment	ΔMP	FI_{O_2}-FE_{O_2}	ΔMP/10 ml TV	O_2-C	pO_2	pCO_2	pH	HCO_3	Hct	Hb	RCF	
	6.0	2.5	3.5	103	92.0	34.7	7.095	10.5	37.5	14.4	210	M
1 hr.Shock	0.9	0.4	0.5	13	16.8	5.8	0.070	1.6	8.2	3.4	54	± SD
	0.4	0.2	0.2	5	6.9	2.4	0.030	0.7	3.3	1.4	22	± SEM
	6.8	4.2	3.5	157	92.8	36.3	7.049	9.8	37.3	13.3	232	M
vb	1.9	0.9	0.7	32	19.4	6.8	0.064	1.3	7.8	2.6	42	± SD
	0.8	0.4	0.3	13	7.9	2.8	0.026	0.5	3.2	1.1	17	± SEM
	5.8	2.9	3.4	121	89.8	38.9	7.020	10.0	38.0	13.6	231	M
vw	0.9	0.5	0.5	29	15.4	6.1	0.095	1.7	7.9	2.3	35	± SD
	0.4	0.2	0.2	12	6.3	2.5	0.039	0.7	3.2	0.9	14	± SEM
	5.9	3.0	3.5	125	95.1	39.7	6.990	9.4	38.2	13.7	369	M
terbutaline	1.1	0.7	0.6	39	20.2	8.13	0.082	1.4	7.9	2.4	110	± SD
	0.4	0.3	0.2	16	8.2	3.32	0.033	0.6	3.2	1.0	45	± SEM
	6.2	3.0	3.6	126	96.9	37.8	6.984	8.8	40.3	14.0	316	M
vb	0.9	0.5	0.5	28	22.0	4.93	0.041	1.1	9.9	2.9	112	± SD
	0.4	0.2	0.2	11	9.0	2.01	0.017	0.5	4.0	1.2	46	± SEM
	6.3	2.7	3.7	113	95.3	38.2	6.990	9.1	40.7	14.2	305	M
vw	1.0	0.6	0.6	31	22.8	6.7	0.053	1.8	7.9	2.5	108	± SD
	0.4	0.2	0.2	13	9.3	2.7	0.022	0.7	3.2	1.0	44	± SEM
	6.6	2.8	3.9	115	99.8	35.7	6.984	8.4	42.9	14.6	245	M
propranolol	1.5	0.5	0.9	28	20	5.0	0.067	1.5	8.2	2.5	48	± SD
	0.6	0.2	0.4	11	8	2.1	0.027	0.6	3.3	1.0	20	± SEM
	7.0	2.6	4.1	110	98.3	35.1	7.017	9.0	44.5	15.2	255	M
vb	1.5	0.7	0.9	33	17.3	2.7	8.1	1.8	8.1	2.1	39	± SD
	0.6	0.3	0.4	13	7.1	1.1	3.3	0.8	3.3	0.9	16	± SEM

Tabelle 4 Parameter und Abkürzungen wie in Tab. 2 für die Hunde im hämorrhagischen Schock.

Literaturverzeichnis

1. Altenähr, E.: Z. mikroskop.-anatom. Forsch. 72, 439 (1965)
2. Aviado, D. M., W. C. Young: Grune & Stratton, New York – London 1969
3. Bahkle, Y. S.: Plenum Press, New York 1980
4. Bergofsky, E. H.: Am. J. Med. 57, 378 (1974)
5. Blümcke, S.: Med. Welt 5, 173 (1970)
6. Brandenberger Brown, E. A.: Drug Metab. Rev. 3, 33 (1974)
7. Dollery, C. T., A. F. Junod: Br. J. Pharmac. 57, 67 (1976)
8. Geddes, D. M., K. Nesbitt, T. Triall, J. P. Blackburn: Thorax 34, 810 (1979)
9. Kaukel, E., W. Beier, K. Lanser, V. Sill: Basic Res. Cardiol. 72, 444 (1977)
10. Kaukel, E., K. Lanser, N. Völkel, V. Sill: Astra Chemical GmbH 138 (1977)
11. Lanser, K., W. Bartels, U. Skiba, V. Sill: Verh. Ges. Lungen- u. Atmungsforsch. 6, 88 (1976)
12. Lanser, K., K. M. Goebel, J. Kind: Verh. Dtsch. Ges. inn. Med. 1984 (im Druck)
13. Pang, J. A., A. J. A. Butland, N. Brooks, M. Cattel, D. M. Geddes: Am. Rev. Respir. Dis. 125, 194 (1982)
14. Siemssen, S., N. Völkel, V. Sill, E. Kaukel: Prog. Resp. Res. 9, 92 (1975)
15. Sill, V., S. Siemssen, E. Kowalzick, U. Schröder, W. Wesiak: Akt. Probl. Intensivmed. 2, 152 (1976)
16. Sill, V., E. Kaukel, N. Völkel, S. Siemssen: Pneumologie 150, 337 (1974)
17. Sill, V., H. C. Siemensen, S. Siemssen, W. Rothenberger: Pneumologie 147, 52 (1972)
18. Teitel, P., K. Mussler: In: Mikrozirkulation und Verschlusskrankheiten, Kongreß, München 1980, Karger, Basel 1981, S.63
19. Völkel, N. F.: Prax. Klin. Pneumol. 38, 1 (1984)
20. Webb, W. R., S. D. Wax, K. Kusajima: Surg. Clin. North Am. 54, 1067 (1974)

Reversibilität der betablockerinduzierten Atemwegsobstruktion bei Patienten mit hyperreagiblem Bronchialsystem nach β_2-Sympathikomimetikagabe

H. Matthys, H. Braig, K.-H. Rühle

Es ist seit langem bekannt, daß Betablocker bei gewissen Patienten mit Asthma bronchiale schwere Asthmaanfälle auslösen können. Dieses Risiko kann nur durch eine probatorische Gabe von Betablockern abgeschätzt werden. Aus diesem Grunde besteht die Notwendigkeit, selektive β_1-Blocker-ohne β_2-Blocker-Aktivität zu entwickeln. Ebenso ist es von Interesse, die betablockerinduzierte bronchiale Obstruktion auf ihre β_2-Sympathikomimetika-Reversibilität zu prüfen (Löfdahl, 1982), da erhebliche Unterschiede zwischen den verschiedenen β-Blockern bestehen. Frühere Untersuchungen an Patienten mit manifester asthmatischer Bronchialobstruktion haben gezeigt, daß nach oraler Gabe von 100 und 200 mg Celiprolol ein β_1-selektiver Betablocker zu keiner wesentlichen Verstärkung der Atemwegsobstruktion führt (Matthys, 1982).

Aus diesem Grunde überprüften wir an 2 verschiedenen Kollektiven von Patienten (Propranolol Responder und Nonresponder) mit klinisch bekannter und/oder mit dem Carbacholprovokationstest nachgewiesener bronchialer Hyperreagibilität (Matthys et al., 1983).

1. Die betablockerinduzierten Veränderungen nach einmaliger Gabe von 80 mg Propranolol und 200 respektive 400 mg Celiprolol,
2. die Reversibilität der betablockerinduzierten hämodynamischen und bronchialen Veränderungen 3 Stunden nach Gabe von Placebo, 80 mg Propranolol und 200 respektive 400 mg Celiprolol mittels 5maligen Terbutalin-Inhalationen in 15minütigen Abständen. Im folgenden soll nur die zweite Fragestellung dargestellt werden, die erste wird im Beitrag von Rühle, Pohl und Matthys beantwortet.

Patienten

Alle Patienten waren ohne Zusatzmedikation und wurden an 4 aufeinanderfolgenden Tagen untersucht, die Nonresponder nur am 1. Tag. Die Studie wurde doppelblind und randomisiert durchgeführt. 3 Stunden nach Verabreichung von 80 mg Propranolol respektive 200 und 400 mg Celiprolol bzw. Placebo inhalierten die Probanden 2 Hübe Terbutalin 5mal in 15minütigen Abständen entsprechend 2,5 mg. In den gleichen Abständen wurden Puls, Blutdruck und die lungenfunktionellen Größen ganzkörperplethysmographisch gemessen.

Sowohl beim Propranolol-Vorversuch sowie an den 3 Studientagen des Doppelblindversuches bestand Symptomfreiheit. Der Patient kam morgens nüchtern gegen 7,30 Uhr in die Klinik. Während einer 30–45minütigen Ruhepause wurde die Zwischenanamnese erhoben und der Zeitpunkt der letzten Medikamenteneinnahme überprüft. Aus jeweils 2 Messungen von Blutdruck und Herzfrequenz im Sitzen wurden die Mittelwerte bestimmt. Der FEV_1 mußte mindestens 80% des ersten Basalwertes betragen. Bei Nichterfüllung dieser Voraussetzungen wurde der Versuchstag auf einen anderen Termin verschoben. Die so ermittelten Initialwerte für Puls, Blutdruck und Lungenfunktionsgrößen dienten als Basiswerte für den entsprechenden Studientag.

Ergebnisse

a) Lungenfunktion

Abb. 1 zeigt das Verhalten der exspiratorischen Sekundenkapazität (FEV_1) nach 5maliger Gabe von 2 Hub Terbutalin. Der Unterschied nach Propranolol im Vergleich zu Placebo, Celiprolol 200 und 400 mg ist signifikant ($p < 0,001$), während zwischen Placebo, Celiprolol 200 und 400 mg kein Unterschied besteht.

Abb. 2 zeigt bei den gleichen Patienten das Verhalten des Atemwegswiderstandes (Raw) nach Terbutalin-Inhalation, unter Propranolol sowie Placebo, Celiprolol 200 und 400 mg. Auch hier ist der Unterschied zwischen Propranolol und Placebo respektive Celiprolol 200 und 400mg statistisch signifikant ($p < 0,001$). Im Gegensatz zur Messung der exspiratorischen Sekundenkapazität ergibt sich bei der Messung des Atemwegswiderstandes unter Terbutalin eine deutliche Verbesserung der Strömungswiderstandsteste gegenüber dem Ausgangswert vor Terbutalin-Inhalation.

Abb. 3 zeigt für die maximale mittlere exspiratorische Atemstromstärke (MMEF) das Verhalten unter Propranolol sowie Placebo und 200 respektive 400 mg Celiprolol nach Terbutalin-Inhalation. Auch hier ist der Unterschied zwischen Propranolol einerseits und Placebo sowie Celiprolol 200 und 400 mg

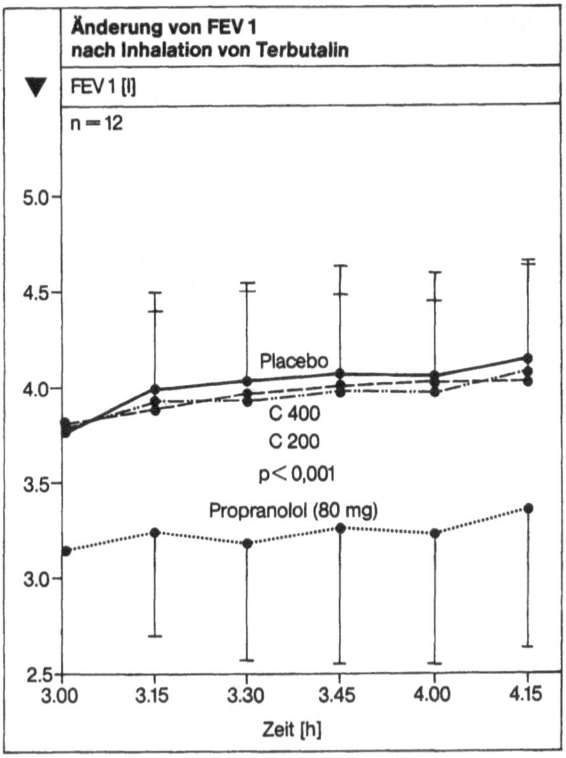

Abb. 1

andererseits signifikant ($p < 0,001$). Wie beim Atemwegswiderstand zeigt sich unter Terbutalin-Inhalationen bei Placebo sowie Celiprolol 200 und 400 mg eine Besserung der Atemwegsobstruktion, die unter Propranolol praktisch nicht objektivierbar ist.

b) Hämodynamik

Abb. 4 zeigt das Verhalten der Pulsfrequenz unter Propranolol sowie Placebo, Celiprolol 200 und 400 mg nach Terbutalin-Inhalation. Auch hier zeigt sich wieder die gleiche Signifikanz wie bei den Lungenfunktionsgrößen zwischen den Messungen unter Propranolol und den anderen Medikationen ($p < 0,001$ bis 0,05). Mit zunehmender inhalativer Dosis von Terbutalin steigen unter allen Medikationen die Pulsraten leicht, aber wiederum nicht signifikant an.

Abb. 5 zeigt das Verhalten des systolischen Blutdruckes unter Propranolol sowie Placebo und 200 respektive 400 mg Celiprolol. Hier ist der Unterschied zwischen Propranolol und Celiprolol auf dem 1%-respektive 1‰-Niveau signifikant. Auch zwischen Propranolol und bei den Celiprolol-Dosen besteht ein Unterschied

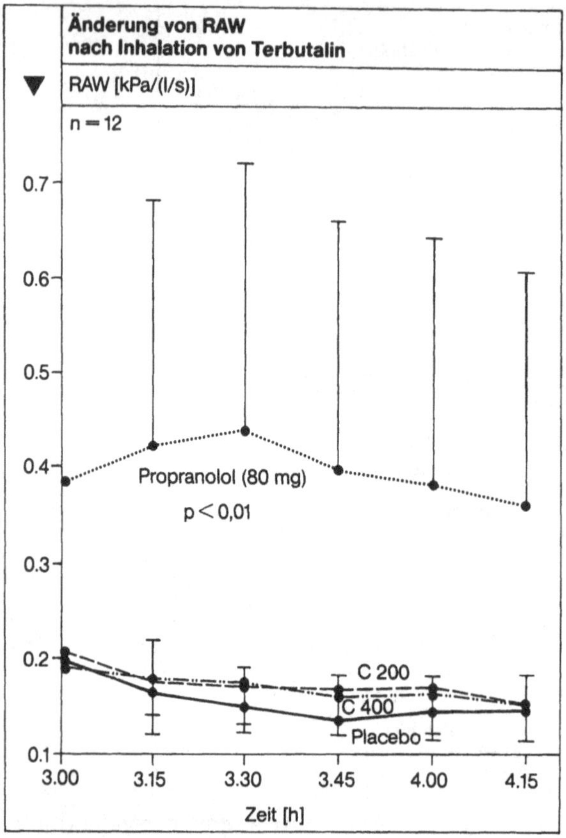

Abb. 2

(p < 0,05). Zwischen Placebo und den Celiprolol-Dosen ließ sich kein signifikanter Unterschied wie bei den übrigen oben erwähnten Meßwerten sichern. Im Trend zeigt sich auch hier eine Zunahme der systolischen Blutdrucke unter den Terbutalin-Inhalationen.

Abb. 6 Die im Normbereich liegenden diastolischen Blutdrucke unterscheiden sich in keiner Weise zwischen den verschiedenen Medikationen. Unter Terbutalin-Inhalation konvergieren sie praktisch gegen einen gemeinsamen Mittelwert. Trendmäßig werden hier erwartungsgemäß für die Betablocker-Gaben niedrigere Einzelmeßwerte erhoben.

Diskussion

Die von uns untersuchten 12 Propranolol-Responder mit nachgewiesenem Asthma bronchiale respektive bronchialer Hyperreagibilität zeigten bei nor-

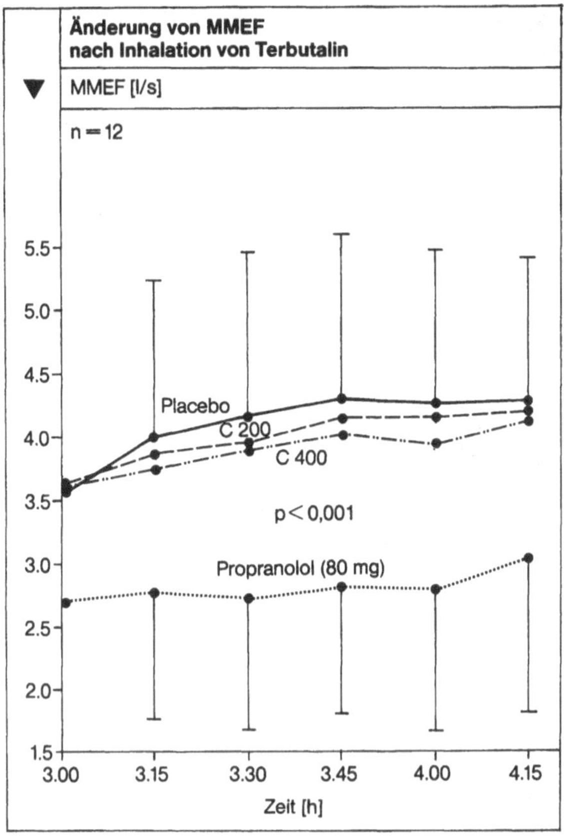

Abb. 3

malen Blutdruck- und Pulszahlen vor allem auf 80 mg Propranolol jeweils signifikante Änderungen der Lungenfunktionsmeßgrößen und der hämodynamischen Parameter wie Puls und Blutdruck. Celiprolol in Dosen von 200 und 400 mg zeigt keinen Unterschied zur Placebo-Medikation weder bei den lungenfunktionellen Meßgrößen noch bei den hämodynamischen Werten. Aus diesem Grunde ist auch verständlich, daß die Wirkung von Terbutalin bei Celiprolol-Gabe (200 und 400 mg) sowie Placebo kaum wesentliche bronchodilatatorische Wirkung entfalten konnte, da die Meßwerte bereits vor Terbutalin-Gabe im Normbereich lagen. Die bekannten Veränderungen unter Propranolol waren durch Terbutalin nur trendweise und kaum mit klinischer Relevanz zu bessern. Dies deutet darauf hin, daß ein selektives β_2-Sympathikomimetikum inhalativ die unspezifische Betablockade durch Propranolol bei Patienten mit Asthma bronchiale nicht wesentlich zu durchbrechen vermag. Dies wurde, was das Propranolol betrifft, von Löfdahl (1982) nicht nur für inhalative Gaben, sondern auch für systemische Gaben von Terbutalin gezeigt. Selektive Betablok-

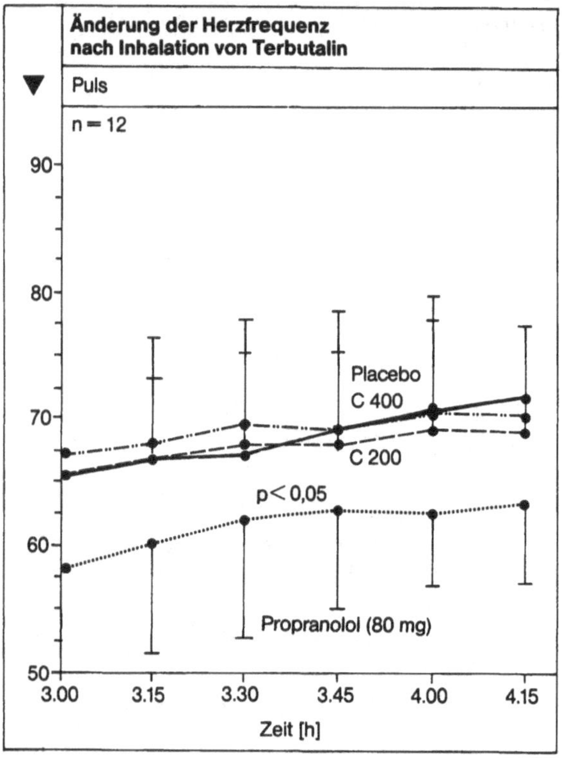

Abb. 4

ker zeigten beim gleichen Autor aber durchaus eine deutliche Reversibilität der dadurch ausgelösten Bronchokonstriktion unter Terbutalin.

Zusammenfassung

Die propranololinduzierten hämodynamischen und lungenfunktionellen Veränderungen werden bei 12 normotonen Asthmatikern im symptomfreien Intervall durch Inhalation von 2,5 mg Terbutalin innerhalb von 5/4 Stunden nicht beeinflußt.

Der selekte β_1-Blocker Celiprolol (200 und 400 mg oral) verhält sich bei den gleichen Patienten wie Placebo, d. h. hämodynamisch und lungenfunktionell neutral. Terbutalin (2,5 mg inhalativ) zeigt hier eine trendmäßige Bronchodilatation sowie ein diskretes Ansteigen der im Normbereich liegenden Pulszahlen und des systolischen Blutdruckes ohne klinische Relevanz bei diesen normotonen Asthmatikern im symptomfreien Intervall.

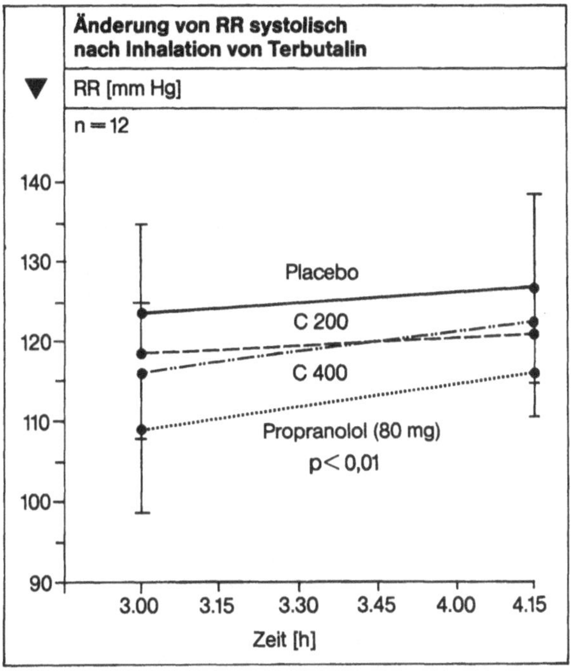
Änderung von RR systolisch
nach Inhalation von Terbutalin
RR [mm Hg]
n = 12
140
130
120
110
100
90
Placebo
C 200
C 400
Propranolol (80 mg)
p< 0,01
3.00
3.15
3.30
3.45
4.00
4.15
Zeit [h]

Abb. 5

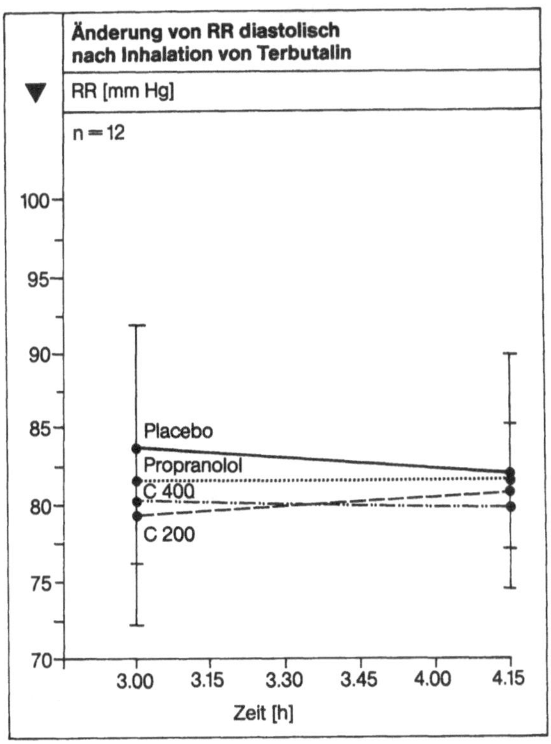
Änderung von RR diastolisch
nach Inhalation von Terbutalin
RR [mm Hg]
n = 12
100
95
90
85
80
75
70
Placebo
Propranolol
C 400
C 200
3.00
3.15
3.30
3.45
4.00
4.15
Zeit [h]

Abb. 6

Literatur

Lōfdahl, C. G.: Selectivity of β adrenoceptor agonists and antagonists in asthmatics, Eur. J. Respir. Dis.: Suppl. 120, 1982.

Matthys, H.: Einfluß von Celiprolol, Fenotorol und Aminophyllin auf die Atemwegsobstruktion im Asthmaanfall, Schweiz. med. Wschr. 112: 1849–1853 (1982).

Matthys, H., G. Klein, D. Köhler, N. Schulz, W. Schiess: Effects of Ketotifen on cholinergic induced airway obstruction, Eur. J. Respir. Dis. *64*: 504–511 (1983).

Intrinsische sympathomimetische Aktivität: Ihre Relevanz in der Betablocker-Therapie

W. J. Louis, J. J. McNeil

Einführung

Es ist bekannt, daß das Herz sowohl sympathischen als auch parasympathischen Einflüssen unterliegt, ferner, daß Betarezeptorenblocker sowohl die chronotropischen als auch die inotropischen Eigenschaften des Herzens beeinflussen. Ein Anstieg in der Herzfrequenz unter Betablocker-Therapie wird in Zusammenhang mit einer Reduktion des Vagotonus und bei starker Aktivität des sympathischen Nervensytems beobachtet, wenn die körpereigene Transmittersubstanz den Betablocker vom Rezeptor verdrängt.

Einige Betarezeptorenblocker sind nicht nur in der Lage, den betaadrenergen Rezeptor zu blockieren, sondern weisen eine gewisse agonistische oder intrinsische sympathomimetische Aktivität (ISA) auf. Obwohl diese Substanzen die Wirkungen der körpereigenen Katecholamine unterdrücken, rufen sie eine milde basale Stimulation der betaadrenergen Rezeptoren hervor. Klinische Vergleichsstudien über Substanzen mit und ohne ISA lassen erkennen, daß Medikamente ohne ISA eine höhere Incidence von Arrhythmie nach plötzlichem Absetzen der Therapie, ein häufigeres Auftreten von Raynaud Phänomenen, Bradykardie und Bronchospasmus aufweisen (9).

Der erste Betablocker, Dichloro-Isoprenalin, besitzt starke intrinsische sympathomimetische Eigenschaften und steigert die Herzfrequenz in Ruhe (7). Selbstverständlich ist diese Wirkung wahrscheinlicher mit Substanzen, die eine stark positiv inotrope Wirkung besitzen. Auf der anderen Seite, Betarezeptorenblocker mit intrinsischer sympathomimetischer Aktivität vom Typ Pindolol, Oxprenolol, Alprenolol und Acebutolol, weisen eine weit geringere stimulierende Aktivität auf (Tab. 1). Die Dosis-Wirkungsbeziehung für die partiellen agonistischen Eigenschaften dieser Medikamente ist eher flach, die positiv inotrope Wirkung vergleichsweise schwach, so daß der therapeutische Effekt beim Menschen durch eine Limitierung der extremen Auswirkung der Betablockade, weniger durch eine positiv inotrope Wirkung charakterisiert wird. Im übrigen wird die Effektivität dieser Substanzen als Betarezeptorenblocker nicht durch die

Tabelle 1 Vergleich der ISA von verschiedenen Betablockern in klinischer Praxis

Drug	Relative Degree of ISA
Dichoroisoprenaline	+++
Pindolol	++
Oxprenolol	+
Alprenolol	+
Acetubolol	+
Practolol	+
Propranolol	0
Timolol	0
Metoprolol	0
Atenolol	0
Nadolol	0
Labetalol	0

ISA beeinflußt, da diese Substanzen auch belastungsinduzierbare Tachykardie limitieren können. Die ISA reduziert die negativ inotrope Wirkung auf Herz und Lunge (5, 11, 20).

Chronotrope und inotrope Wirkungen

Sämtliche Betarezeptorenblocker sind in der Lage, belastungsinduzierbare Tachykardie zu reduzieren. Propranolol, Timolol, Atenolol und Metoprolol (Betablocker ohne ISA) zeigen eine höhergradige Reduzierung der Ruheherzfrequenz als Pindolol oder Oxprenolol (11, 13) (Betablocker mit ISA).

In einer Studie, die an Hypertonikern vorgenommen wurde, kam es unter äquipotenten Dosen von Metoprolol und Atenolol in 30% der Fälle zu einer Reduzierung der Herzfrequenz von weniger als 55/Min, einige Patienten entwickelten eine Herzfrequenz von weniger als 50/Min. (11) (Tab. 2).

Diese negativ chronotropen Wirkungen sind häufig mit negativ inotropen Eigenschaften vergesellschaftet, die zu manifester Herzinsuffizienz führen können, insbesondere bei älteren Patienten, die mit Betablockern behandelt werden. Einige Untersuchungen legen jedoch nahe, daß Substanzen mit ISA eine etwas geringere negativ inotrope Wirkung entfalten im Vergleich zu Substanzen ohne ISA.

Svendsen et al. (18) fanden, daß eine intravenöse Gabe von Pindolol keinen Einfluß auf das Herzzeitvolumen in der Ruhe aufwies, während Propranolol zu einer Reduktion von 26-28% führte und Practolol, eine Substanz mit

Tabelle 2 Auftreten von Bradykardie während der Studie

	Pindolol	Metoprolol	Atenolol	Labetalol
HF < 50/min; Abbruch der Therapie	–	1	2	–
HF < 55/min; unzureichender therapeutischer Effekt	–	1	–	–
HF < 55/min; ausreichender therapeutischer Effekt	1	3	6	–
Total	1	5	8	–
Zahl d. Patienten	29	29	26	26

schwacher ISA, eine 12-17%ige Reduktion des Herzzeitvolumens verursachte. In einer weiteren Studie mit intravenösen Gaben von Betablockern in Patienten während einer Koronarangiographie, Practolol und Oxprenolol – beide Substanzen mit ISA – hatten diese einen geringeren Einfluß auf die Beziehung zwischen Herzzeitvolumen und linksventrikulärem enddiastolischem Druck als Propranolol oder Metoprolol, beide Medikamente ohne ISA (19). Obwohl man angenommen hat, daß eine Reduktion in den negativ inotropen und chronotropen Wirkungen durch Applikation von Betablockern mit ISA zu einem therapeutischen Vorteil in der klinischen Praxis führen würde, stellt es sich heraus, daß die Mehrzahl der Patienten eine signifikante negativ inotrope Wirkung ohne merkliche Störung der kardialen Funktion tolerieren kann.

Wirkungen auf periphere Gefäße

Kalte Extremitäten und Verschlechterung einer Raynaud-Sympathomatik sowie periphere Durchblutungsstörungen werden als die häufigsten Nebenwirkungen der Betablockertherapie angegeben (22).

Eine Verschlechterung der peripheren Durchblutung nimmt häufiger einen schleichenden Verlauf, und es kommt sogar vor, daß der Patient sich erst mit den Zeichen eines beginnenden Gangrene der Zehen nach monatelanger Betablockertherapie vorstellt (6). In einigen Fällen einer leeren Anamnese bezüglich peripherer Durchblutungsstörungen war der Patient nicht imstande, weit genug zu laufen um eine Claudicatiosympathomatik zu entwickeln. Der Mechanismus dieser negativen Wirkung ist bislang ungeklärt, nur eine Reduktion im Herzzeitvolumen sowie eine Zunahme des peripheren Widerstandes – beide häufig in dieser Medikamentengruppe – könnten eine ätiologische

Rolle spielen. Substanzen mit ISA verursachen eine geringere Reduktion des Herzzeitvolumens in der Ruhe, und einige Autoren haben eine geringere Incidence von kalten Extremitäten und Raynaud Phänomen mit diesen Medikamenten angegeben (10). Diese Ergebnisse sind aber nicht eindeutig, und Raynaud Phänomen kann bei allen Betablockern auftreten. Die periphere Durchblutungsstörung gilt als Kontraindikation für alle Substanzen dieser Stoffgruppe.

Bronchospasmus

Die Ergebnisse tierexperimenteller Arbeiten und klinischen Studien zeigen, daß Betablocker ohne ISA häufiger zu Asthmaanfällen in praedisponierten Patienten führen. Z. B. OH et al. (14) konnten eine höhergradige Obstruktion der Luftwege während körperlicher Aktivität in eine Gruppe von Asthmatikern unter Propranololtherapie demonstrieren als in einer Gruppe, die Pindolol oder Oxprenolol erhielt.

In einer klinischen Vergleichsstudie berichtete Morgan et al. (13) von einer höheren Incidence von Bronchospasmus unter Propranolol und Timolol, beide ohne ISA, als während einer Therapie mit Pindolol und Alprenolol. Andere Studien zeigten, daß Patienten mit einer nachgewiesenen Verschlechterung der Lungenfunktion unter Propranolol keine vergleichbare Störung während einer akuten und chronischen Behandlung mit Pindolol aufwiesen.

Die relativen Vorteile der Kardioselektivität und der ISA bezüglich des Risikos eines Bronchospasmus sind noch nicht endgültig geklärt. Auf der einen Seite lassen zahlreiche Ergebnisse vermuten, daß die Kardioselektivität von Substanzen wie Practolol, Atenolol und Metoprolol eine allenfalls relative Eigenschaft darstellt, die mit höherer Dosierung verloren geht. Auf der anderen Seite hat man festgestellt, daß der Bronchospasmus, der während einer Behandlung mit einem kardioselektiven Betablocker auftritt, durch $Beta_2$-Agonisten wirksamer bekämpft werden kann (Tab. 3).

Diese Angaben dürfen nicht zu dem Schluß führen, daß diese Stoffklasse für die Behandlung von Patienten mit bekanntem Asthma bronchiale geeignet ist. Alle Betarezeptorenblocker, einschließlich der kardioselektiven Beta-Antagonisten, sind in der Lage, einen schweren, sogar tödlichen Bronchospasmus auszulösen und alle erschweren die medikamentöse Therapie des Asthma bronchiale (15).

Besorgniserregend bei der weitverbreiteten therapeutischen Anwendung dieser Stoffklasse ist die mögliche Precipitation eines Bronchospasmus bei Patienten ohne eindeutige Angaben über Asthma bronchiale in der Vorgeschichte. Obwohl die Mehrzahl der Patienten keine wesentliche Verschlechterung der

Tabelle 3 Effekt von 4 Betablockern sowie Placebo auf FEV_1. Lungenfunktionsprüfungen wurden vor und 2 Stunden nach Einnahme des Medikaments durchgeführt. Anschließend wurde Isoprenalin-Spray verabreicht und die Lungenfunktionsprüfung wiederholt (2)

Medikament	ΔFEV_1 in Litern	
	2 Std. nach Einnahme	nach Isoprenaline
Placebo	+ 0.07	+ 0.50
Propranolol (100 mg)	− 0.40	− 0.33
Pindolol (5 mg)	− 0.20	− 0.04
Atenolol (100 mg)	− 0.19	+ 0.22
Acebutolol (300 mg)	− 0.21	+ 0.18

Lungenfunktion unter einer Betablockertherapie aufweist, wird in der Literatur über Patienten ohne Asthmaanamnese berichtet, die einen Bronchospasmus während einer Therapie mit Betablockern ohne ISA entwickeln.

Das Fehlen einer sympathomimetischen Aktivität scheint das Risiko eines Bronchospasmus unter Therapie zu erhöhen. Die Vermutung liegt nahe, daß ISA eine wichtige protektive Eigenschaft darstellt, die die Häufigkeit von negativen Betablockerwirkungen auf das Bronchialsystem bei Patienten ohne Asthma zu reduzieren vermag. Groß angelegte klinische Studien sind erforderlich, um diese Annahmen zu überprüfen.

Entzug von Betablockern

Im New England Journal of Medicine berichteten 1975 Miller et al. (12) über eine Gruppe von 20 Patienten mit pectanginösen Beschwerden, die eine Therapie mit Propranolol erhalten und die Medikation abrupt abgesetzt hatten. 6 Patienten in dieser Gruppe hatten gravierende kardiale Komplikationen; es gab einen Fall von plötzlichem Herztod. 1 Patient erlitt einen Myokardinfarkt, während ein dritter eine ventrikuläre Tachykardie entwickelte und drei weitere eine Koronarinsuffizienz aufwiesen.

Es gibt inzwischen eine große Anzahl von ähnlichen Berichten über das Absetzen einer Therapie mit Betablockern (Tab. 4), in der Mehrzahl hat es mit Medikamenten ohne ISA zu tun, obwohl das Oxprenolol eine schwache ISA besitzt. Es gibt mehrere Erklärungen für dieses Phänomen, die von einem reflektorischen Anstieg des Serum Tridothyronin über eine Rechtsverschiebung der HD-Sauerstoffdissoziationskurve, gesteigerte Thrombozytenaggregation bis hin zur beschleunigten Progression der Grunderkrankung (16) reichen. Es ist wahrscheinlich, daß die Hauptursache in einer Hypersensitivität auf adren-

Tabelle 4 Klinische Symptome und Zeichen des Betablockerentzuges

Verstärkte Angina pectoris
Myokardinfarkt
Kopfschmerzen
Übelkeit
Tremor
Agitiertheit
Herzklopfen
Durchfall

erge Reize in Folge einer Zunahme der Anzahl der Betarezeptoren auf der Zelloberfläche zu suchen ist.

Radionuklid-Untersuchungen haben eine 43%ige Zunahme der Betarezeptorendichte in menschlichen Lymphozyten nach einer fünftägigen Therapie mit Propranolol 160 mg pro die gezeigt (1). Die Zahl der Rezeptoren ging auf das Ausgangsniveau zurück binnen 4 und 7 Tagen nach Absetzen der PropranoloItherapie.

Diese Angaben sind inzwischen durch klinische Studien ergänzt worden: die Reaktion über Herzfrequenz auf Belastung und Isoprenalingaben unmittelbar nach dem plötzlichen Absetzen von einer Reihe von Betablockern. Im allgemeinen wird eine Hypersensitivität nach Absetzen von Substanzen wie Propranolol oder Metoprolol beobachtet, die nach 24 bis 42 Stunden nach Absetzen des Medikamentes auftritt und die über 3 - 10 Tage anhält. Boudouas et al. (3) haben gezeigt, daß diese Art von Hypersensitivität schon nach 2 Tagen einer Propranololthreapie auftreten kann.

Einige Studien zeigen, daß ISA einen gewissen Schutz gegenüber rebound hypersensivität zu Isoprenalin bietet. Z. B. haben Walden et al. (21) gezeigt, daß Hypersensivität auf Isoprenalin in 2 von 6 Patienten nach Absetzen von Propranolol auftrat, während kein Proband eine solche Entwicklung nach Absetzen von Pindolol zeigte (21). Ragno und Langloise (17) haben ebenfalls keine überschießende Wirkung nach Absetzen von Pindolol beobachtet. Nur die Unsicherheit über den eigentlichen Mechanismus dieser Entzugsreaktion mahnt zur Vorsicht und es gilt im allgemeinen, daß eine langdauernde Dosisreduktion zu beenden ist.

Eine Entzugshypersensivität bei Patienten mit koronarer Herzkrankheit kann sich in einer Zunahme der anginösen Schmerzsymptomatik, dem Auftreten von Arrhytmien oder sogar einem Myokardinfarkt manifestieren (16).

Diese Wirkungen werden an Bedeutung gewinnen, wenn die Ergebnisse von klinischen Studien nach Myokardinfarkt zu einer weitverbreiteten Anwendung dieser Medikamente bei Patienten mit koronarer Herzkrankheit führen.

Literaturverzeichnis

(1) Aarons R. D., Nies A. S., Gal J., Hegstrand L. R., Molinoff P. B.: Elevation of beta-adrenergic receptor density in human lymphocytes after propranolol administration. J. Clin. Invest. 65, 949–57 (1980)

(2) Benson M. K., Berrill W. T., Sterling G. M., Decalmer P. B., Chatterjee S. S., Croxson R. S. and Cruickshank J. M.: Cardioselective and non-cardioselective beta-blockers in reversible obstructive airways disease. Postgrad. Med. J. 53, (Suppl. 3), 143–148 (1977)

(3) Boudoulas H., Lewis R. P., Kates R. E. and Dalamangas G.: Hypersensivity to adrenergic stimulation after propranolol withdrawal in normal subjects. An. Intern. Med., 87, 433–6 (1977)

(4) Frishman W., Davis R., Strom J., Elkayam U., Stampfer M., Ribner H., Weinstein J. and Sonneblick E.: Clinical pharmacology of the new beta-adrenergic blocking drugs part 5 Pindolol (LB-46) therapy for supraventricular arrhytmia: a viable alternative to propranolol in patients with bronchospasm. Am Heart J. 98, 393–398 (1979)

(5) Frishman W., Silverman R., Strom J., Elkayam U. and Sonneblick E.: Clinical pharmacology of the new beta-adrenergic blocking drugs part 4. Adverse Effects. Choosing a beta-adrenoceptor blocker. Am Heart J. 98, 256–262 (1979)

(6) Froelich E. D., Tarazi R. C., Dustan H. P.: Peripheral arterial insufficiency. Am complication of beta-adrenergic therapie. J. Am. Med. Assoc. 208, 2472–2472 (1969)

(7) Glover W. E., Greenfield A. D. M., Shanks R. G.: Effects of dichloroisoprenaline on the peripheral vascular response to adrenaline in man. Br. J. Pharmac. 19, 235 (1982)

(8) Kristensen B. O., Steiness E., Weeke J.: Propranolol withdraval and thyroid hormones in patients with essential hypertension. Clin. Pharmacol. Ther. 23, 624–9 (1978)

(9) Louis W. J., McNeill J. J.: β-Adrenoceptor blocking drugs: the relevance of intrinsic sympatomimetic activity. Br. J. Clin. Pharmac., 13, 317–320 (1982)

(10) Marshall A. J. , Roberts C. J. C. and Barritt D. W.: Raynaud's phenomenon as a side effect of beta-blockers in hypertension. Br. Med. J. 1, 1498–1499 (1976)

(11) McNeil J. J. and Louis W. J.: A double-blind cross-over comparison of pindolol, metoprolol, atenolol and labetalol in mild to moderate hypertension. Br. J. Clin. Pharmac, 8, 163–166 (1979)

(12) Miller R. R., Olson H. G., Amsterdam E. A., Mason D. T.: Propranolol withdrawal rebound phenomenon. New Eng. J. Med. 293, 416–418 (1975)

(13) Morgan T. O., Sabto J., Anavekar S. N., Louis W. J., Doyle A. E.: A comparison of beta adrenergic blocking drugs in the treatment of hypertension. Post-grad. Med. J. 50,252–259 (1974)

(14) Oh V. M. S., Kaye C. M., Warrington S. J., Taylor E. A. and Wadsworth J.: Studies of cardioselectivity and partial agonst activity in beta-adrenergic blockade comparing effects on heat rate and peak expiratory flow rate during exercise. Br. J. Clin. Pharmac, 5, 107–120 (1978)

(15) Palmer K. N. W.: Respiratory side effects of beta-blockers. Br. Med. J., 1 841 C (1977)

(16) Prichard B. N. C., Tomlinson B., Walden R. J., Bhattacharjee P.: The beta-adrenergic blockade withdrawal phenomenon. J. Cardiovas. Pharmacol 5, S 65–S 62 (1983)

(17) Ragno R. E., Langloise S.: Comparison of withdrawal phenomena after propranolol, metoprolol and pindolol. Br. J. Clin. Pharmacol. 13 (Suppl. 2), 345 S–51 S (1982)

(18) Svendsen T. L., Hartling O., Trap-Jenson J.: Adrenergic betareceptor blockade: Hemodynamic importance of instrinsic sympathomimetic activity at rest. Clin. Pharmacol. Ther. 29, 711–9 (1981)

(19) Taylor S. H., Silke B. and Lee P. S.: Intravenous beta-blocking in coronary heart disease. N. Engl. J. Med. 306, 631–5 (1982)

(20) Wale J. L., Austin M., Conway J., Reeves M.: The influence of the intrinsic sympathomimetic activity of beta-adrenoceptor agonist on haemodynamic effects in anaesthetised dogs. Clin. exp. Pharmac. Physiol. 6, 11–19 (1979)

(21) Walden R. J., Bhattacharjee P., Tomlinson B., Graham B. R., Cashin J. and Prichard B. N. C.: The effect of intrinsic sympathomimetic activity on beta receptor responsiveness after beta blockade withdraval. Br. J. Clin. Pharmacol. 13 (Suppl.) 359 S–64 S (1982)

(22) Zacharias J., Cowen K. J., Prescott J., Vickers J.: Propranolol in hypertension – a study of long term therapy – 1964–1970. Am. Heart J. 83, 755–761 (1972)

Beta-1-Selectivität von Betarezeptorenblockern: Qualität der Substanz oder Qualität des Patienten

F. V. Kohl und P. v. Wichert

Betablocker sind Substanzen die sich an den Betarezeptor binden ohne jedoch das Adenylatcyclase-System zu aktivieren und damit biologische Effekte auszulösen. Im Konzert der den Bronchotonus regulierenden biologischen Regelkreise wirkt der Sympathikus als einziges System bronchial erweiternd. Eine Hemmung des Sympathikus wirkt dementsprechend ebenso wie die Stimulation mit Histamin oder Acethylcholin, ein Befund der in vielen Untersuchungen mit Propranolol bestätigt werden konnte. Da Propranolol sowohl die Beta-1 wie Beta-2-Rezeptoren blockert, die gewünschte therapeutische Wirkung aber in einer möglichst spezifischen Blockade der Beta-1-Rezeptoren besteht und andererseits die Bronchodilatation an die Stimulation der Beta-2-Rezeptoren geknüpft ist war die Suche nach möglichst spezifischen Beta-1-Antagonisten eine logische Konsequenz aus den pharmakologischen Grunderkenntnissen. Dieser Weg ist in den vergangenen Jahren auch beschritten worden und hat insgesamt zu wirksamen und nebenwirkungsärmeren betablockierenden Substanzen geführt. Hierbei spielen insbesondere jene mit intrinsic sympathetic activity eine nicht unwesentliche Rolle. Die prinzipielle Problematik ließ sich aber, insbesondere aus klinischer Sicht, auch durch die Entwicklung von spezifischen Beta-1-Antagonisten nicht gänzlich beseitigen, da einerseits auch mit diesen Medikamenten, wenn auch ungleich seltener als mit Propranolol, Nebenwirkungen am Bronchialsystem beobachtet wurden, andererseits aber die Verteilung der Rezeptoren (s. Vortrag Brodde, dieses Symposiums) derart ist, daß sowohl am Herzen Beta-2-Rezeptoren wie auch in der Lunge Beta-1-Rezeptoren nachgewiesen werden können, so daß selbst theoretisch denkbare völlig spezifische Agonisten bzw. Antagonisten jeweils auch im komplementären Organ eine Wirkung entfalten müßten.

Diese Gedanken haben zur Überlegung geführt, ob eine unerwünschte Beta-2-Blockade durch einen nicht ausreichend spezifischen Blocker nicht durch die gleichzeitige Gabe eines Beta-2-Agonisten aufgehoben und die Gefährlichkeit damit entschärft werden könnte. In der Tat lassen sich solche Überlegungen experimentell stützen (von Herwaarden 1983). Aus praktischen Überlegungen ist dieser Weg aber als generelle Lösung des Problems nicht gangbar.

Beobachtungen an einem unselectierten klinischen Krankengut von Beta-Blocker behandelten Patienten mit Hypertonie zeigten, daß bezüglich der Erhöhung des Bronchialwiderstandes ein Unterschied zwischen sog. kardioselectiven und nicht-kardioselectiven Beta-Blockern nicht bestand (Trauth 1981). Diese Beobachtungen bestätigten damit frühere experimentelle Untersuchungen die trotz gleicher Betablockade keinen Unterschied zwischen Beta-1-Selectiven und nicht-selectiven Betablockern in bezug auf die Wirkung am Bronchialsystem erfassen konnten (v. Wichert und Boes 1979).

Unter den Ursachen der bronchialen Hyperreaktivität wie sie beim Asthma bronchiale und zum Teil auch bei der chronischen Bronchitis gefunden wird, spielt eine Imbalanz des autonomen Nervensystems im Sinne der bekannten Theorie von Szentivanyi sicherlich eine entscheidende Rolle. Asthmatiker haben offenbar eine geringere Sensitivität gegenüber einer beta-adrenergen Stimulation. Diese von Parker und Smith 1953 an Leukozyten gemachten Beobachtungen konnten wiederholt sowohl klinisch (Shelhamer et al. 1983) wie experimentell (Brooks et al. 1979) bestätigt werden. Ob die in den Untersuchungen von Brooks gezeigte verminderte Bindung von Dihydroalprenolol auf eine passagere, durch die Krankheit induzierte Störung des Beta-Rezeptoren-Systems zurückgeführt werden muß oder auf eine primäre Alteration ist bisher nicht entschieden. Einerseits ist bekannt, daß sich die biochemische Antwort auf adrenerge Stimulation im Verlauf der Erkrankung in Abhängigkeit von deren Schwere ändert, andererseits zeigen auch Nicht-Kranke sog. Präallergiker in den Untersuchungen von Shelhamer ähnliche Befunde wie manifeste Asthmatiker.

Wenn die Rolle des beta-adrenergen Systems bzw. eine Imbalanz oder Insuffizienz des beta-adrenergen Systems einen wesentlichen Part in der Pathogenese des Asthma bronchiale spielte, müßten gerade Asthmatiker für die Blockade des beta-adrenergen Systems besonders empfänglich sein. Diese Auffassung ist auch in einer Vielzahl von klinischen und experimentellen Studien belegt. Dennoch zeigen Analysen sorgfältig ausgewählter Patientenkollektive durchaus auch gegenteilige Ergebnisse. In einer eigenen Untersuchung (v. Wichert et al. 1980) reagierte ein Kollektiv von Asthmatikern nicht mit einer Veränderung des Atemwegswiderstandes auf die Gabe eines nichtkardioselectiven Betablockers, während ein Kollektiv von Patienten mit chronischer Bronchitis, welches zum Vergleich herangezogen wurde, eindeutig eine Zunahme der Obstruktion beobachten ließ. Diese Beobachtung ist mit unseren üblichen Vorstellungen über die Pathogenese des Asthmas einerseits und über die Möglichkeit des Auftretens von Nebenwirkungen unter Beta-Blockade andererseits nicht vereinbar. Zusätzlich konnte in der genannten Untersuchung beobachtet werden, daß ein Patient mit Asthma bronchiale unter dem Beta-Blocker einen schweren Status asthmaticus ausbildete, obwohl das übrige Kollektiv-Asthmatiker auf die Substanz nicht reagierte. Die Beurteilung der Wirkung eines Beta-Blockers scheint also sehr viel mehr von der Situation des Patienten abzuhängen als von der Qualität der Droge.

Betrachtet man Untersuchungen die über die Wirkung von Beta-Blockern Auskunft geben fällt häufig eine nicht unerhebliche Streuung im Kollektiv auf. In Untersuchungen von Chester et al. 1981 wurde klar gezeigt, daß es offenbar unterschiedliche Patientengruppen gibt, die in distinkter und differenter Weise auf den Beta-Blocker, in jenen Untersuchungen Propranolol, reagieren. Während eine Gruppe unter der Beta-Blockade eine Erhöhung des Atemwegswiderstandes bekommt, reagiert eine andere Gruppe überhaupt nicht. Gleichzeitige Beobachtungen hat Matthys (s. dieses Symposium) vorgetragen.

Aufgrund der dargestellten Befunde und Überlegungen ist der Gedanke nicht abwegig, daß Wirkung bzw. Nebenwirkung eines Beta-Blockers am Bronchialsystem nicht zum geringsten von der Situation in der der Patient sich befindet abhängig sind. Damit ist die Qualität der Beta-1-Spezifität gleichzeitig eine Qualität des Patienten. Die skizzierten Befunde von Chester et al. und auch unsere Daten lassen daran denken, daß auch beim Beta-Rezeptor ebenso wie bei anderen Rezeptoren eine Heterogenität vorhanden sein könnte.

Berücksichtigt man außerdem, daß sich die Ausstattung der Zellen mit Rezeptoren durch krankheitsunabhängige Einflüsse ebenfalls ändern kann, wie körperliches Training (Lehmann et al. 1983) oder Vorbehandlung mit adrenergen Agonisten oder Antagonisten (v. Wichert und Kaukel 1980) dann ergibt sich, daß die pharmakologische Qualität einer Droge nur *ein* bestimmender Faktor für ihre Wirkungen bzw. Nebenwirkungen am Bronchialsystem sein kann. Insoweit ist auch die Qualität des Patienten für die Wirkungscharakteristik des Pharmakons, d. h. für seine Kardioselectivität oder Nicht-Selectivität mit verantwortlich.

Literaturverzeichnis

Brooks, S. M., McGowan, K, Bernstein, I. L., Altenau, P., Peagler, J.: Relationship between numbers of beta adrenergic receptors in lymphocytes and disease sverrity in asthma. J. Allergy Clin. Immunol. 63, 401 (1979)

Chester, E. H., Schwartz, H. J., Fleming, G. M.: Adverse Effect of Propranolol on Airway Function in Nonasthmatic Chronic Obstructive Lung Disease. Chest, 79, 540 (1981)

Herwaarden v., C. L. A.: β-Adrenoceptor Blockade and Pulmonary Function in Patients Suffering from Chronic Obstructive Lung Disease. J. Cardiovasc. Pharmacol., 5, 46 (1983)

Lehmann, M., Schmid, P., Bergdolt, E., Porzig, H., Keul, J.: Bestimmung von β-Rezeptoren an polymorphkernigen intakten Leukocyten im autologen Plasma. J. Clin. Chem. Clin. Biochem., 21, 805 (1983)

Parker, C. W., Shmith, J. W.: Alterations in cAMP metabolism in human bronchial asthma. J. Clin. Invest. 52, 48 (1973)

Shelhamer, J. H., Marom, Z., Kaliner, M.: Abnormal beta-adrenergic responsiveness in allergic subjects. II. The role of selective beta$_2$-adrenergic hyporeactivity. J. Allergy Clin. Immunol., 71, 57 (1983)

Trauth, H. A.: Der Atemwegswiderstand bei behandelten Hypertonikern. Ergebnisse einer Stichprobenuntersuchung an 100 wegen Bluthochdruckkrankheit mit β-Blockern behandelten Patienten. Prax. Pneumol. 35, 1071 (1981)

v. Wichert, P., Perkow, I., Teufel, W.: β_1 Selectivity of Drugs: Quality of the Drug or Quality of the Patient? Respiration, 39, 301 (1980)

v. Wichert, P., Boes, J.: Beta-Rezeptorenblocker und Bronchialsystem. Med. Klin., 74, 1544 (1979)

v. Wichert, P., Kaukel, E.: Resistenzentwicklung bei Bronchospasmolytika. in: Interaktion von Vagus und Sympathikus bei Bronchialerkrankungen. Urban & Schwarzenberg, München – Wien – Baltimore 1980

Beziehungen zwischen Dosissteigerungen von Betarezeptorenblockern und obstruktiven Ventilationsstörungen

U. Tönnesmann, P. Dorow, H. Schmutzler

Einleitung

Bereits mit dem Einsatz des ersten verfügbaren Betarezeptorenblockers Pronethalol 1962, wurde aufgrund im experimentellem Stadium beobachteter Bronchospasmen, das Asthma bronchiale als Kontraindikation angegeben.

1964, nach Entwicklung des Propranolols, untersuchte McNeill die Veränderung der Lungenfunktion nach Injektion von 10 mg Propranolol i. v. bei Patienten mit Asthma bronchiale (18). Die Abbildung 1 zeigt den Abfall des mittleren forciert exspiratorischen Volumen in der ersten Sekunde (FEV 1.0) bei einem der Asthmatiker.

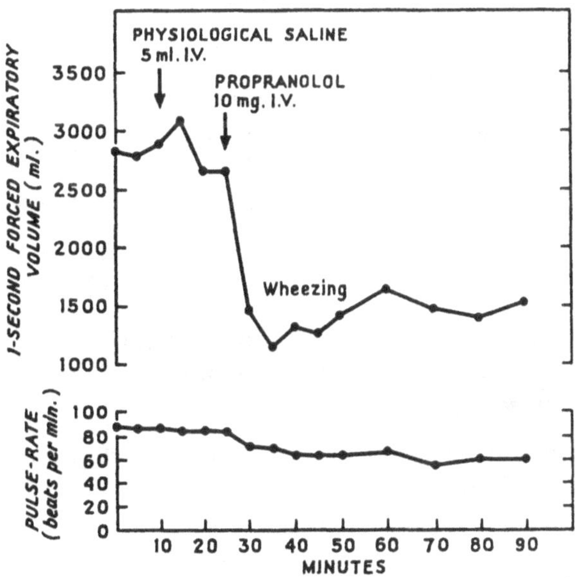

Patient 7: effect of β-adrenergic-blocker on 1-second forced expiratory volume and pulse-rate.

Abb. 1 Mc Neill R.S. Lancet II (1964) 1101–1102

Durch Fortführung und Erweiterung des durch Alquist (1) eingeführten Alpha- und Betarezeptorenkonzeptes in ein Alpha-, Beta-1- und Beta-2-Rezeptorenmodell durch Lands und Mitarbeiter 1967 (14), wurden Betarezeptorenblocker mit unterschiedlichen Wirkprofilen entwickelt.

Trotz der bisher gemachten Fortschritte mit der Entwicklung von Betarezeptorenblockern mit sogenannter adrenerger Eigenwirkung (ISA) und sogenannten kardioselektiven Betablockern wurde bei Untersuchungen mit steigender Betablockerdosierung immer wieder von einer deutlichen Dosisabhängigkeit berichtet.

So untersuchten Lertora und Mitarbeiter 1975 (16) den sogenannten β_1-selektiven Betablocker Practolol und fanden in der niedrigen Dosierung von 1,5 mg/kg eine β_1-Rezeptorenblockierung, während unter der hohen Dosierung von 12 mg/kg Körpergewicht eine β_1- und β_2-Rezeptorenblockierung festgestellt wurde (Tab. 1).

AUTOR	Jahr	Substanz	ISA/ Selek.	Dosierung	Wirkung
LERTORA et al.	1975	Practolol	β_1	1,5 mg/kg	β_1
				12 mg/kg	$\beta_1 + \beta_2$
FORMGREEN	1976	Practolol	β_1	200 mg	β_1
				400 mg	$\beta_1 + \beta_2$
		Metoprolol	β_1	100 mg	β_1
				200 mg	$\beta_1 + \beta_2$
LAWRENCE et al.	1982	Atenolol	β_1	100 mg	β_1
		Metoprolol	β_1	100 mg	β_1
				200 mg/300 mg	$\beta_1 + \beta_2$
RUFFIN et al.	1982	Propanolol	–	40 mg/160 mg	$\beta_1 + \beta_2$
		Pindolol	ISA	5 mg	β_1
				20 mg	$\beta_1 + \beta_2$
		Atenolol	β_1	50 mg	β_1
				200 mg	$\beta_1 + \beta_2$

Tab. 1

Formgreen verglich 1976 die β_1-Selektivität von Practolol und Metoprolol bei 17 Patienten mit Asthma bronchiale unter laufender bronchodilatatorischer Therapie in zwei verschiedenen Dosierungen (10).

In der Dosierung von 200 mg Practolol bzw. 100 mg Metoprolol zeigte sich kein Einfluß auf das forcierte exspiratorische Volumen in der ersten Sekunde (FEV 1.0), während es unter 400 mg Practolol bzw. 200 mg Metoprolol zur deutlichen Senkung des FEV 1 und bei zwei Patienten zur Auslösung schwerer Asthmaanfälle kam.

Lawrence und Mitarbeiter (15) untersuchten 1982 Propranolol, Pindolol, einen Betablocker mit ISA, sowie Atenolol in unterschiedlicher Dosierung bei 12

Patienten mit Asthma bronchiale. Bei Propranolol wurden selbst in niedriger Dosierung bronchiale Nebenwirkungen beobachtet, während es bei den anderen beiden Betablockern erst in höherer Dosierung zu zunehmender Obstruktion kam.

Da das zunächst benutzte Practolol wegen seiner Nebenwirkungen aus dem Handel gezogen wurde, diente, bei den vielfältig durchgeführten Studien, Propranolol häufig als Referenzsubstanz und zeigte dabei einen ausgesprochen deutlichen Effekt auf den Atemwegswiderstand (6, 7, 8, 9, 12, 14, 18, 21, 22, 23).

1982 zeigte Dorow (8), daß die durch inhalative Histaminprovokation erhöhte bronchiale Hyperreaktivität unter Propranolol im Vergleich zu Pindolol und Metoprolol am stärksten beeinflußt wird. In einer Folgestudie (7) konnte Dorow belegen, daß die Beeinflussung der bronchialen Hyperreaktivität durch Betarezeptorenblocker dosisabhängig ist.

Patienten, Methodik, Ergebnisse

Im folgenden werden Ergebnisse von Dosiswirkstudien dargestellt. In verschiedenen Studien wurde der Einfluß der Betarezeptorenblocker Propranolol, der sogenannten kardioselektiven Betablocker Metoprolol, Atenolol, Bisoprolol und der Betablocker Pindolol, Mepindolol und Bopindolol mit einer intrinsischen Aktivität (ISA) in unterschiedlichen Dosierungen auf den Bronchialtonus untersucht.

Da das Asthma bronchiale grundsätzlich eine Kontraindikation für eine Betablockertherapie gilt, wurden diese Patienten von den Untersuchungen ausgeschlossen. Alle Patienten hatten eine chronisch obstruktive Bronchitis entsprechend der WHO-Definition. Die Ursache der chronisch obstruktiven Bronchitis war ausnahmslos in einem chronischen Nikotinabusus zu sehen. Alle Patienten hatten eine leichte bis mittelgradige obstruktive Ventilationsstörung – Patienten mit schweren obstruktiven Ventilationsstörungen wurden nicht in die Untersuchungen aufgenommen – mit zuvor nachgewiesener Reversibilität. Alle Patienten wurden über den Sinn und die Durchführung der Studien aufgeklärt.

Die registrierten Daten wurden durch Bestimmung der Mittelwerte und Standardabweichungen ausgewertet. Die Signifikanzprüfung erfolgte mittels ein- und zweifaktorieller Kovarianzanalyse, den multiplen T-Test sowie den Wilcoxon-signed-rank-Test. (Für die Unterstützung bei der statistischen Auswertung möchten wir uns bei Frau U. Müller und Herrn H. Kaiser herzlich bedanken).

a) In einer vergleichenden Placebo kontrollierten Studie mit Pindolol, Metoprolol, Propranolol und Mepindolol in steigender Dosierung bei Patienten mit chronisch obstruktiver Bronchitis, konnten wir einerseits die Sonderstellung des Propranolols, andererseits jedoch auch die Dosisabhängigkeit der Atemwegswiderstandserhöhung durch sogenannte β_1-selektive Betablocker bzw. Betablocker mit ISA demonstrieren (Abb. 2). Die Abbildung zeigt die mittlere

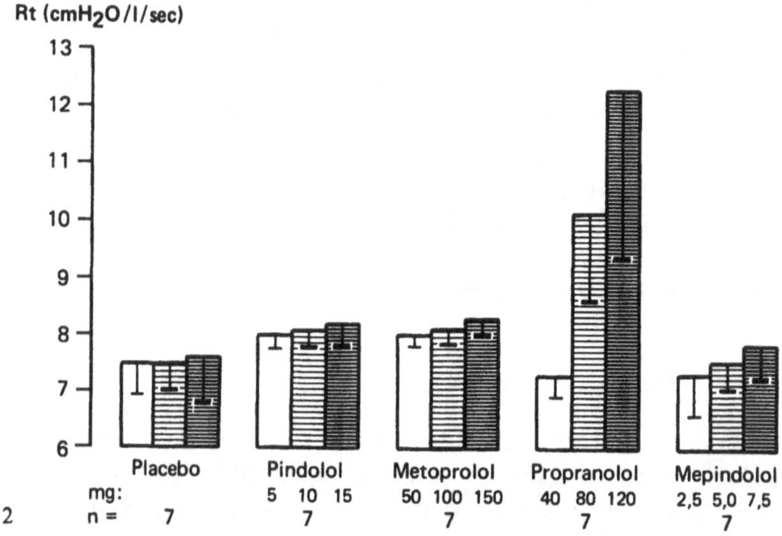

Abb. 2

Atemwegswiderstandserhöhung ab einer Dosis von 80 mg Propranolol. Zwar kam es auch unter Pindolol, Mepindolol und Metoprolol mit steigender Dosis zu einer Erhöhung des Atemwegswiderstandes, jedoch war diese nur geringgradig ausgeprägt.

b) In einer weiteren, offenen Dosiswirkstudie bei 16 Patienten mit koronarer Herzkrankheit und chronisch obstruktiver Bronchitis, untersuchen wir den Einfluß einer einmalig verabreichten steigenden Dosis von 5–40 mg des sogenannten selektiven Betablockers Bisoprolol auf Blutdruck, Herzfrequenz und Atemwegswiderstand.

Die Diagnose der koronaren Herzkrankheit wurde durch eine Ischämiereaktion unter ergometrischer Belastung gestellt. Die Diagnose einer chronisch obstruktiven Bronchitis erfolgte entsprechend den WHO-Kriterien, die Reversibilität der bestehenden Obstruktion wurde im Spasmolyse-Test mit zwei Hub Terbutalin nachgewiesen. Der Atemwegswiderstand mußte um mindestens 20% abfallen.

Außer Nitrokapseln wurde jegliche Begleitmedikation wenigstens zwei Wochen vor Beginn der Studie unterbrochen. Der Gebrauch von Nitrokapseln zur Kupierung von Angina-pectoris-Anfällen wurde erlaubt. Die Inhalation von Bronchospasmolytika waren in den Testintervallen und auf Anordnung des Arztes erlaubt. 8 Stunden vor jeder Lungenfunktionsprüfung durften jedoch keine Bronchospasmolytika benutzt werden.

Die Patienten erhielten als einmalige Dosis 5-, 10-, 15-, 20-, 30 mg und 14 der 16 Patienten auch 40 mg Bisoprolol. Alle Patienten begannen mit 5 mg Bisoprolol und erhielten bei guter Verträglichkeit die nächst höhere Dosis nach einer

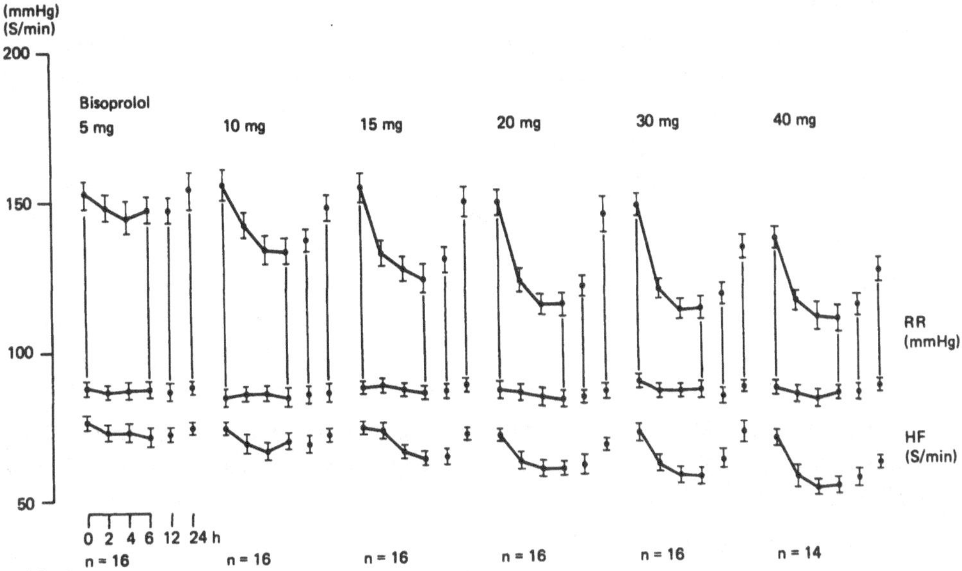

Abb. 3

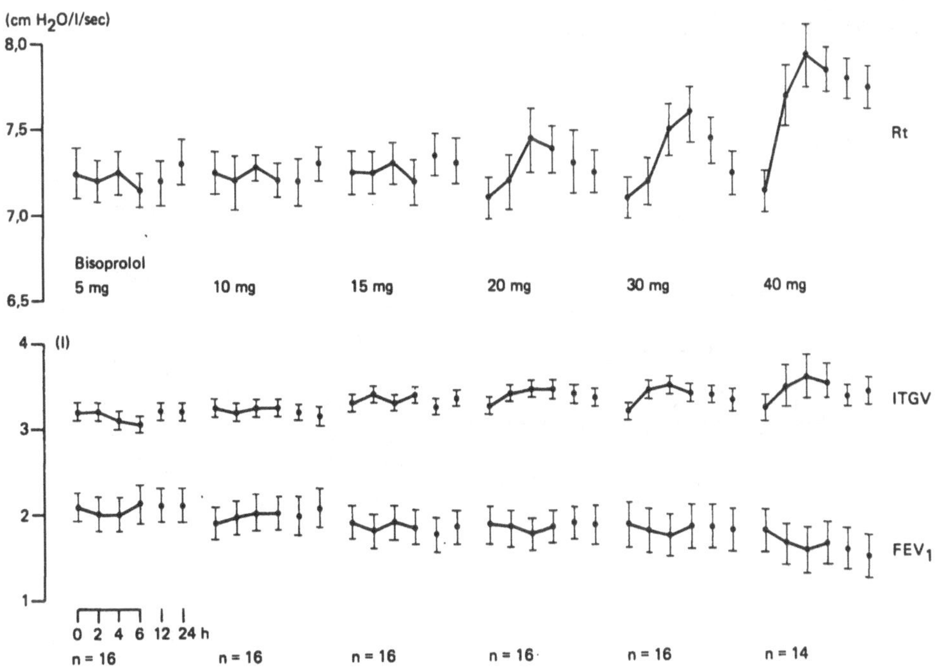

Abb. 4

Wash-out-Phase von 5–7 Tagen. Die Messungen des Blutdruckes und der Lungenfunktionsparameter erfolgten in sitzender Position vor Medikamenteneinnahme um 8 Uhr und dann 2, 4, 6, 12 und 24 Stunden nach Medikamenteneinnahme.

Die Abbildungen 3 und 4 zeigen den Einfluß des in steigenden Dosen verabreichten Betarezeptorenblockers Bisoprolol auf den systolischen und diastolischen Blutdruck, die Herzfrequenz und die gemessenen Lungenfunktionsparameter Resistance (Rt), forciert expiratorisches Volumen in der ersten Sekunde (FEV 1.0) und intrathorakales Gasvolumen (ITGV). Es konnte eine dosisabhängige Senkung des systolischen und diastolischen Blutdruckes und der Herzfrequenz mit Maximalwerten 4–6 Stunden nach Medikamenteneinnahme beobachtet werden. Der Effekt war auch nach 24 Stunden noch nachweisbar. Der diastolische Blutdruck wurde nur geringfügig beeinflußt. Bei der 40 mg Dosis zeigten 5 Patienten eine deutliche Herzfrequenzsenkung auf 40–50 Schläge/min und klagten über Schwindel und Müdigkeit.

Erhöhungen des Atemwegwiderstandes konnten ab einer Dosis von 20 mg Bisoprolol festgestellt werden, die bei der doppelten Dosis auch entsprechende Veränderungen des FEV 1.0 und des intrathorakalen Gasvolumens zeigten.

c) In einer weiteren einfach blinden intraindividuellen Vergleichsstudie wurde der Einfluß steigender Einzeldosen von Mepindolol und Metoprolol auf den Atemwegswiderstand bei Patienten mit chronisch obstruktiver Bronchitis und koronarer Herzerkrankung untersucht (Abb. 5 + 6).

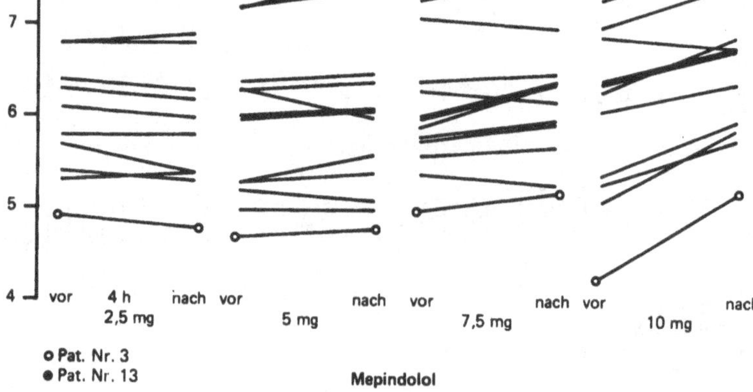

Abb. 5

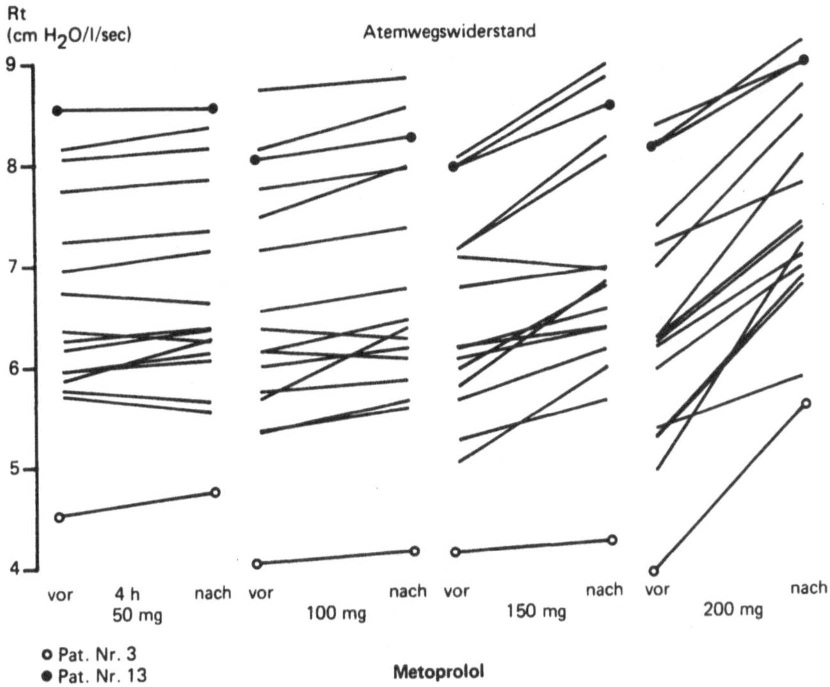

Abb. 6

16 Patienten im mittleren Alter von 52 Jahren mit mittelgradiger Atemwegswiderstanderhöhung um 6,7 cm H_2O/l/sec erhielten steigende Einzeldosen von Mepindolol (2,5, 5, 7,5 und 10 mg) bzw. Metoprolol (50, 100, 150 und 200 mg). Die Messungen des Atemwegwiderstandes erfolgten vor bzw. 4 Stunden nach Medikamenteneinnahme.

Bei beiden Betarezeptorenblockern sind in niedriger Dosierung keine oder nur trendmäßig geringfügige Veränderungen des Atemwegwiderstandes festzustellen. Bei höherer Dosierung geht jedoch zunehmend die β_1-Selektivität des Betablockers Metoprolol verloren. Auch unter Mepindolol zeigte sich bei einer Dosierung von 10 mg eine überwiegende Erhöhung des Atemwegwiderstandes.

Es läßt sich außerdem feststellen, daß die Höhe des Rt-Ausgangswertes bei den hier untersuchten Patienten nicht mit dem Ausmaß der Atemwegswiderstandsänderung einhergeht. Exemplarisch läßt sich das anhand zweier Einzelbeispiele erläutern:

Patient Nr. 3 mit geringer Atemwegwiderstanderhöhung, zeigte unter der niedrigen Dosierung kaum eine Beeinflussung der Resistance, unter der hohen Dosis jedoch eine plötzliche Zunahme des Atemwegwiderstandes.

Patient Nr. 13 dagegen, mit hohem Rt-Ausgangswert, zeigt unter niedriger Dosierung kaum – und erst unter 200 mg Metoprolol eine erkennbare Zunahme der Resistance.

d) Bei einem weiterem einfach blindem intraindividuellem Vergleich mit randomisierter Medikamentenzuteilung und Dosissteigerung bei 12 Patienten mit chronisch obstruktiver Atemwegserkrankung und mittelgradiger Atemwegswiderstanderhöhung, wurde der Einfluß dreier Prüfpräparate auf den systolischen und diastolischen Blutdruck, die Herzfrequenz und den Atemwegswiderstand bei einmaliger Medikamentenapplikation geprüft.

Die Abbildungen 7 und 8 zeigen den Einfluß der Medikation im Verlauf von 24 Stunden in den unterschiedlichen Dosierungen auf Blutdruck und

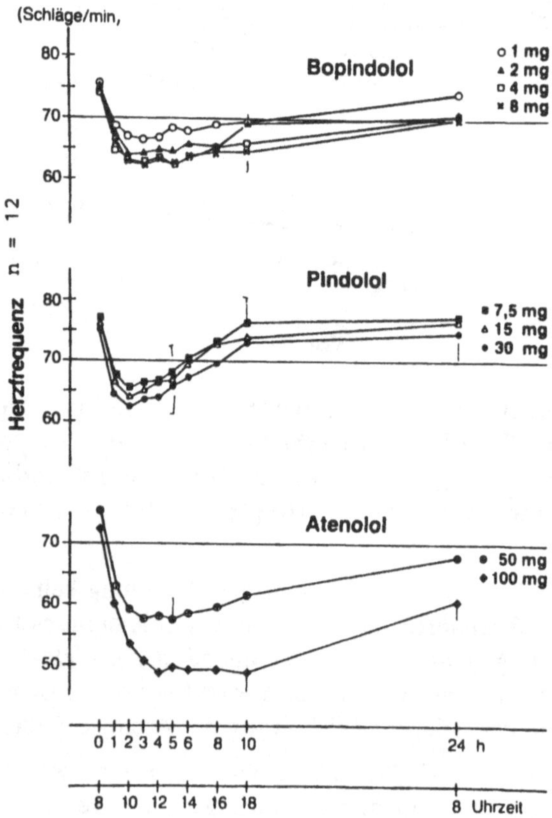

Abb. 7

Herzfrequenz. Bei der Darstellung des Blutdruckes wurde zur besseren Übersichtlichkeit nur die höchste und niedrigste Dosierung des Bopindolol, beim Pindolol und Atenolol zwei Dosierungen aufgezeichnet.

Bei allen drei Präparaten zeigte sich in Abhängigkeit von der Dosis und den pharmakologischen Halbwertzeiten eine Senkung des systolischen Blutdruckes und der Herzfrequenz, die bei der Dosis von 100 mg Atenolol am ausgeprägtesten war und auch am längsten anhielt. Der diastolische Blutdruck wurde kaum

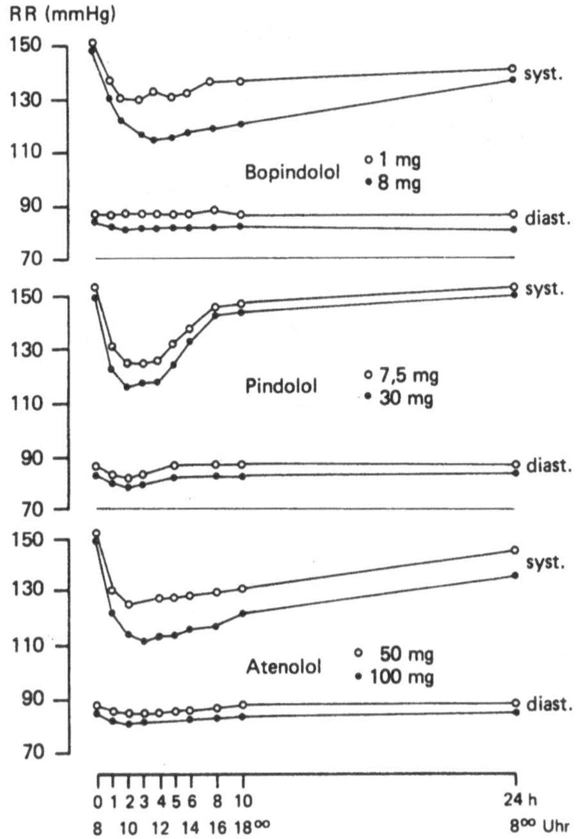

Abb. 8

beeinflußt. Während Bopindolol und Atenolol im Hinblick auf den systolischen Blutdruck sehr ähnliche Kurvenverläufe zeigten, fällt bei der Herzfrequenz die deutliche Frequenzsenkung durch Atenolol auf.

Die Abbildung 9 zeigt die prozentuale Veränderung des Atemwegwiderstandes bezogen auf den Ausgangswert vor Betablockertherapie.

Während bei der Pindololtherapie in der niedrigen Dosierung tendenziell eher eine Verbesserung der Lungenfunktionsparameter – offensichtlich aufgrund der ausgeprägten ISA – festzustellen war, konnten bei den hier untersuchten Patienten keine wesentliche Veränderungen der Parameter bis zu einer Dosierung von 30 mg beobachtet werden.

Bopindolol, eine Weiterentwicklung des bekannten Pindolol, zeigte prinzipiell ein ähnliches Verhalten mit nur geringen Schwankungen des Atemwegwiderstandes bis zu einer Dosierung von 4 mg. Unter der Dosierung von 8 mg zeigte sich jedoch schließlich auch eine Zunahme der Resistance.

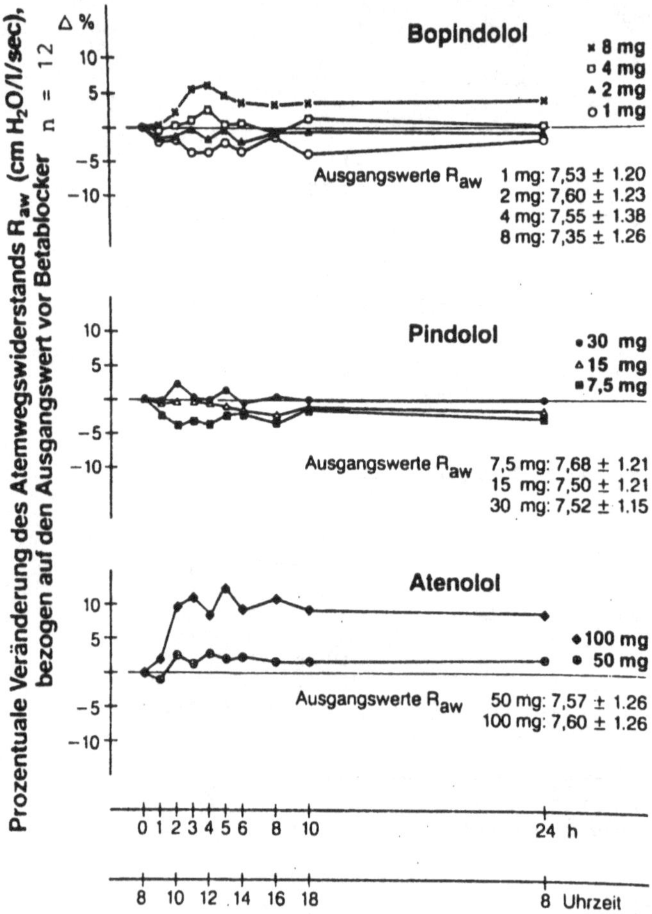

Abb. 9

Auch Atenolol zeigte in der niedrigen Dosierung noch keine wesentliche Zunahme des Atemwegwiderstandes. In der Dosierung von 100 mg zeigte Atenolol jedoch, im Vergleich zu den anderen Betablockern, die deutlichste Frequenzsenkung und den größten Anstieg des Atemwegwiderstandes.

Diskussion

Entsprechend vielfältig durchgeführter Untersuchungen (2, 3, 5, 6, 10, 12, 15, 18, 24) stellt das Asthma bronchiale eine Kontraindikation für eine Betarezeptorenblockertherapie dar. Bei Patienten mit hyperreagiblen Bronchialsystem können bronchopulmonale Nebenwirkungen nicht vorausgesagt werden (4,24). Von Wichert (24) konnte belegen wie sehr das untersuchte Patientengut die Untersuchungsergebnisse beeinflußt.

Bei Patienten mit chronisch obstruktiver Bronchitis, deren Ursache die Inhalationsnoxe „Nikotin" ist, können unter Umständen sogenannte selektive Betarezeptorenblocker bzw. Betablocker mit ISA eingesetzt werden.

Wie in den bereits eingangs erwähnten Untersuchungen, wurde auch bei anderen Autoren (6, 11, 13, 17, 21) die, im Vergleich zu anderen Betablockern, deutliche Atemwegswiderstanderhöhung durch Propranolol deutlich.

Trotz der gemachten Fortschritte mit der Entwicklung sogenannter „kardioselektiver" Betarezeptorenblocker und Betablockern mit ISA schließen beide bronchopulmonale Nebenwirkungen nicht aus – aber sie reduzieren sie.

Die „Kardioselektivität" der Betarezeptorenblocker ist relativ und dosisabhängig (10, 15, 16, 20). Gleiches gilt bei den Betarezeptorenblockern mit ISA zu beachten. Die Kenntnis der Dosisabhängigkeit muß vor allem bei der Behandlung der arteriellen Hypertonie beachtet werden, da diese Patienten im Gegensatz zu Patienten mit koronarer Herzerkrankung, höherere Dosen erhalten.

Andererseits kann auch bei niedrigster Dosierung eines Betablockers eine Beeinträchtigung der Atemfunktion entstehen (4). Dieser Umstand macht es so schwer, einen eventuellen Bronchospasmus vorauszusagen.

Bei dem von uns untersuchten Patientengut ergab sich unter Bisoprolol bei einer Dosis bis zu 20 mg kein wesentlicher Einfluß auf die Lungenfunktion.

Mepindolol und Metoprolol zeigen ebenfalls, in Übereinstimmung mit anderen Autoren (3, 10, 13), erst in höherer Dosierung einen Einfluß auf die Lungenfunktion. Metoprolol zeigte bei einer Dosis von 200 mg, Mepindolol bei einer Dosis von 10 mg eine Erhöhung des Atemwegwiderstandes. Diese Aussage einschließlich die der anderen Studien trifft jedoch nur für den Akutversuch und für das hier untersuchte Patientengut zu. Ergebnisse von Langzeitstudien stehen noch aus.

Bopindolol und Pindolol zeigen ebenfalls erst in höherer Dosierung eine Beeinflussung des Atemwegwiderstandes, während Atenolol neben einer ausgeprägten Frequenzsenkung auch die deutlichste Resistanceerhöhung hervorrief.

Schlußfolgerungen: 1. Betarezeptorenblocker vom Typ Propranolol sollten bei Patienten mit chronisch obstruktiver Bronchitis nicht eingesetzt werden.

2. Betarezeptorenblocker mit ISA oder sogenannte kardioselektive Betablocker üben bei der chronisch obstruktiven Bronchitis eine Teilprotektion gegenüber einer Bronchialobstruktion aus, können jedoch das Auftreten von Bronchospasmen nicht ausschließen.

3. Mit steigender Dosis muß zunehmend mit bronchialen Nebenwirkungen gerechnet werden.

4. Eine eingehende Aufklärung über mögliche Nebenwirkungen sowie die Kontrolle der Lungenfunktion vor und während einer Betablockertherapie bei Patienten mit chronisch obstruktiver Bronchitis sind unerläßlich.

Literaturverzeichnis

(1) Ahlquist, R. P.: A study of the adrenotropic receptors. Amer. J. Physiol. 153, 568 (1948)

(2) Beumer, H. M.: Inhalation of β-adrenergic blockers by asthmatics. Lancet II, 993 (1967)

(3) Beumer, H. M.: Adverse effects of β-adrenergic receptor blocking drugs on respiratory function. Drugs 7, 130–138 (1974)

(4) Bleckmann, H. and P. Dorow: Indications and contraindications of beta-blockers while treatment of glaucoma. DMW, Japan, LTD 3, 180 (1984)

(5) Christensen, C. C., N. P. Boye, H. Erikson and G. Hansen: Influence of Pindolol (Visken) on respiratory function in 20 asthmatic patients. Europ. J. clin. Pharmacol. 13, 9–12 (1978)

(6) Connolly, C. K. and J. C. Batten: Comparison of the effect of alprenolol and propranolol on specific airway conductance in asthmatic subjects. Brit. med. J. 2: 515–516 (1970)

(7) Dorow, P.: Lungenfunktion bei Lungengesunden und Patienten mit Lungenfunktionsstörungen unter β-Blockade. In: β-Blocker Expertengespräch, Standortbestimmung Penbutolol, E. Gerlach, W. Kübler (Hrsg.) ISBN 3–88760–018–5 (19)

(8) Dorow, P.: Influence of intrinsic sympathomimetic activity (ISA) during β-adrenoceptor blockade in asthmatics. Br. J. clin. Pharmac. 13, 321–323 (1982)

(9) Dorow, P. and W. Schiess: Influence of ketotifen on the airway responsivness in asthmatics. Journal of Asthma 21 (2), 81–88 (1984)

(10) Formgreen, H.: The effect of metoprolol and practolol on lung-function and blood pressure in hypertensive asthmatics. Br. J. clin. Pharmac. 3, 1007–1014 (1976)

(11) Griece, M. H. and R. N. Pierson Jr.: A betaadrenergic blocking agent without bronchospasm (AY-21, 011). Am. Rev. of Resp. Dis. 101, 1007 (1970)

(12) Herxheimer, H. und I. Langer: Untersuchungen über die bronchokonstriktorische Wirkung des Betarezeptorenblockers Propranolol bei Meerschweinchen und Patienten mit Asthma bronchiale. Klin. Wschr. 45, 1149–1153 (1967)

(13) Klein, W. W.: Vergleichende Untersuchungen über die Wirkung verschiedener Beta-Rezeptoren-Blocker auf die Lungenfunktion bei Gesunden und Patienten mit obstruktiven Atemwegserkrankungen. Wiener Zeitschrift für innere Medizin und ihre Grenzgebiete. 52, 507–511 (1971)

(14) Lands, A. M., A. Arnold, J. P. NacAuliff, F. P. Ludena and T. G. Brown: Differentiation of receptor systems activated by sympathomimetic amines. Nature, Lond. 21: 597–598 (1967)

(15) Lawrence, D. S., J. N. Sahay, S. S. Chatterjee and J. M. Cruickshank: Asthma and beta-blockers. Eur. J. Clin. Pharmacol 22: 501–509 (1982)

(16) Lertora, J. J. L. and L. Allyn: Selective beta-1-receptor blockade with oral practolol in man. The Journal of clin. Investigation 56: 719–724 (1975)

(17) MacDonald, A. G. and R. S. Mc Neill: A comparison of the effect on airway resistance of a new betablocking drug, ICI 50, 172 and propranolol. Brit. J. of Anästh. 40: 508–510 (1968)

(18) Mc Neill, R. S.: Effect of β-adrenergic-blocking agent, propranolol, on asthmatics. Lancet II 1101–1102 (1964)

(19) Mc Neill, R. S. and C. G. Ingram: Effect of propranolol on ventilatory function. American Journal of Cardiology 18: 473–475 (1966)

(20) Ruffin, R. E., E. L. M. McIntyre, K. M. Latimer, H. E. Ward, A. J. Rockett and J. H. Alpers: Assement of β-adrenoceptor antagonists in asthmatic patients. Br. J. clin. Pharmac. 325 S–335 S (1982)

(21) Tivenius, L. and G. Nyberg: Effect of alprenolol and propranolol on ventilatory function. A comparative study in patients with chronic obstructive lung disease. Pharmacologia clinica 2, 51 (1969)

(22) Ulmer, W. T., und K. Lanser: Propranolol und Pindolol bei chronisch-obstruktiver Atemwegserkrankung. Dtsch. med. Wschr. 101, 1765–1768 (1976)

(23) Wettengel, R. und H. Fabel: Wirkung verschiedener Beta-Rezeptoren-Blocker auf die Ventilation bei obstruktiven Atemwegserkrankungen. Dtsch. med. Wschr. 95, 1816–1821 (1970)

(24) Wichert von, P., I. Perchow and W. Teufel: β_1-selectivity of drugs: quality of the drug or quality of the patient. Respiration 39, 301 (1980)

Änderung der Lungenfunktion bei Patienten mit hyperreagiblem Bronchialsystem

K.-H. Rühle, M. Pohl, H. Matthys

Einleitung

Immer wieder kommt es vor, daß Patienten mit Asthma bronchiale mit β-Rezeptorenblockern behandelt werden, wobei es zu einer schweren Zunahme der Obstruktion mit zum Teil lebensbedrohlichen Zuständen kommen kann. Auch die Entwicklung sogenannter selektiver β-Rezeptorenblocker brachte hier noch keinen entscheidenden Fortschritt. Decalmer et al. (1978) untersuchten zum Beispiel den Einfluß von drei cardioselektiven und drei nicht selektiven β-Rezeptorenblockern bei 10 Asthmatikern. Sie zeigten, daß alle Substanzen eine Dezimierung der Sekundenkapazität verursachten. Die Patienten wiesen schon vor der Gabe der β-Rezeptorenblocker eine manifeste Obstruktion auf, die durch Inhalation von Isoprenalin zu bessern war. Es ist deshalb allgemein akzeptiert, daß β-Rezeptorenblocker bei manifester Obstruktion kontraindiziert sind. Man wird deshalb diese Patienten bei Behandlungsindikation der Hypertonie mit anderen antihypertensiven Wirkprinzipien behandeln. Mit den heutigen modernen Meßmethoden können auch leichtere, klinisch nicht apparente Formen der Obstruktion erkannt werden, deshalb ist beim geringsten klinischen Verdacht eine Lungenfunktionsprüfung vor der Gabe von β-Rezeptorenblokkern erforderlich (Matthys 1982).

Das Problem besteht heute darin, Patienten zu erkennen, die lediglich ein hyperreagibles Bronchialsystem aufweisen und eventuell noch nie symptomatisch gewesen sind. Da die Identifikation dieser Patienten schwierig ist, wäre bei dieser Patientengruppe eine cardioselektive Wirkung der β-Rezeptorenblocker besonders wichtig. Im Vergleich zu Propranolol fanden sich einige Verbindungen, die nach vergleichbarer Blutdrucksenkung bei Patienten mit hyperreagiblem Bronchialsystem keine Wirkung auf die Sekundenkapazität zeigten. Allerdings fand man sehr bald, daß es sich um ein Dosisproblem handelt, z. B. wurde die Sekundenkapazität bei der Verdopplung der Normaldosis von zwei selektiven β-Rezeptorenblockern Metoprolol und Practolol signifikant erniedrigt (Formgren 1976). Da das Prinzip der Kardioselektivität immer nur ein relatives Übergewicht der β_1-Affinität beinhaltet (von Wichert et al. 1979), suchte man nach weiteren Möglichkeiten, die Nebenwirkung auf das Bronchialsystem zu vermindern.

Die Frage war nun, ob nicht selektive β-Rezeptorenblocker mit partieller agonistischer Aktivität vorteilhafter sein könnten als sogenannte rein selektive. Substanzen mit partieller intrinsischer sympathischer Aktivität (ISA) sind z. B. Oxprenolol, Alprenolol, Pindolol und Celiprolol. Die Hypothese lautete, daß Substanzen mit ISA einen größeren Schutz-Effekt auf die bronchiale Obstruktion entfalten im Vergleich zu den selektiven β-Rezeptorenblockern. Oh et al. (1978) zeigten, daß Oxprenolol und Pindolol – alles Substanzen mit ISA-Aktivität – bei Belastung keine Veränderung des Peak flows unter Belastung induzierten im Gegensatz zu Metoprolol.

Bei Vergleichstudien von β-Rezeptorenblockern hinsichtlich ihrer Wirkung auf das Bronchialsystem sollte besonders darauf geachtet werden, welche lungenfunktionelle Methoden eingesetzt und welche Patienten untersucht werden. So ist es unserer Ansicht nach unerläßlich, eine Vorauswahl der Patienten zu treffen, um sicher zu sein, daß sie auf eine β-Rezeptorenblockade reagieren. Deshalb wird in der Regel ein Vorversuch mit Propranolol durchgeführt, um sogenannte Responder ausfindig zu machen (Tab. 1). Propranolol ist diejenige

Tabelle 1 Auswahl der Patientengruppen zur Überprüfung der Nebenwirkung von β-Rezeptorenblockern auf das Bronchialsystem

1. Vorversuch: Messung der Obstruktion z. B. nach Propranolol (Auswahl derjenigen Patienten, die auf β-Rezeptoren-Blockade mit einer Obstruktion reagieren. (Responder)
2. Hauptversuch: Messung der Obstruktion nach anderen, (neuen) β-Rezeptorenblockern. Geringere Obstruktion?

Substanz, welche die geringste Selektivität besitzt, aber eine deutliche Wirkung auf Herzfrequenz und Blutdruckverhalten ausübt. Eine durch Cholinergika induzierte Bronchokonstriktion bedeutet nicht unbedingt, daß auch β-Rezeptorenblockade bei diesen Patienten eine Obstruktion verursacht. Weiterhin sollten die Patienten eine relevante Großkreislaufhypertonie aufweisen, um den Effekt der Substanz auf den Hypertonus zu beweisen. Nur bei gleicher Wirkung der zu prüfenden β-Rezeptorenblocker auf Herzfrequenz oder Blutdruckverhalten dürfte die äquipotente Dosierung gesichert sein. Es gibt verschiedene Strategien, um β-Rezeptorenblocker lungenfunktionell zu vergleichen (siehe Tab. 2).

Gribbin et al. (1979) schlugen die Messung einer dose-response-curve vor, wobei die Rechtsverschiebung der Antwortkurve auf β_2-Mimetika nach β-Blockade quantifiziert wird. Oh et al. (1979) führten eine Belastungsuntersuchung durch und überprüften mittels peak-flow-Messung die normalerweise auftretende Abnahme des Widerstandes in den Atemwegen. Er wird durch β-Rezeptorenblockade negativ beeinflußt. Eine weniger aufwendige Methode ist die Messung des Atemwegswiderstandes, der Sekundenkapazität und der

Tabelle 2 Lungenfunktionelle Meßstrategien zur Überprüfung der Nebenwirkung von β-Rezeptorenblockern auf das Bronchialsystem

1. Messung einer dose-response-curve z. B. anhand des Atemwegswiderstandes nach β-Rezeptorenblockade Beeinflussung durch β_2-Sympathicomimetica bei welcher (ansteigenden) Dosis? Ausmaß der Rechtsverschiebung?
2. Peak flow-Messung nach β-Rezeptoren-Blockade unter Belastung
   Aufhebung der physiologischerweise auftretenden Abnahme des Atemwegswiderstandes nach β-Rezeptorenblockade?
3. Messung von Atemwegswiderstand, Sekundenkapazität, und der maximalen, expiratorischen Flüsse mit Dosisverdopplung der β-Rezeptoren-Blocker.
   Dosisabhängige Zunahme der Obstruktion nach β-Rezeptoren-Blockade?

maximalen expiratorischen Flüsse, wobei eine Dosis-Verdopplung des zu prüfenden Medikamentes vorgenommen wird.

Da die zwei erstgenannten Verfahren noch umstritten sind, entschlossen wir uns, einen Vorversuch durchzuführen. Damit werden diejenigen Patienten ausgewählt, die auf β-Rezeptorenblockade mit einer Obstruktion reagieren. In einem zweiten Schritt wurde eine Testung von Celiprolol, einem neuen β-Rezeptorenblocker mit ISA-Aktivität in zwei verschiedenen Dosen durchgeführt und nach Einnahme des Medikamentes mehrere Stunden lang das Auftreten einer Obstruktion mittels ganzkörperplethysmographischer Messungen überprüft.

Zusammengefaßt lautet die Fragestellung:

- in welcher Häufigkeit verschlechtert sich unter Propranolol die Lungenfunktion
- in welchem Prozentsatz wird unter dem neuen selektiven β-Blocker Celiprolol bei einfacher respektiver doppelter Dosis eine bronchiale Obstruktion verursacht
- gelingt es anhand der gemessenen Größen wie Sekundenkapazität, Atemwegswiderstand und maximaler mittlerer expiratorischer Fluß, einen Unterschied zwischen Respondern und Non-Respondern herzustellen.

Methodik

In einem Vorversuch mit Propranolol wurden insgesamt 18 Patienten untersucht. 13 davon hatten ein extrinsic Asthma bronchiale, 1 Patient ein intrinsic Asthma bronchiale und bei 4 Patienten wurde ein hyperreagibles Bronchialsystem festgestellt. Unter 80 mg Propranolol im offenen Versuch kam es zu einem Anstieg des Atemwegswiderstandes um mehr als 15% und zu einem Abfall der

Sekundenkapazität von mehr als 15%, 6 Patienten zeigten keine Reaktion. Unter den Respondern befanden sich 9 extrinsic, 1 intrinsic und zwei Patienten mit hyperreagiblem Bronchialsystem – in der Non-Respondergruppe 4 Patienten mit Asthma bronchiale und zwei mit hyperreagiblem Bronchialsystem. Im Hauptversuch wurden in einer doppelblind angelegten Studie mit jeweils drei Tagen Intervall 200 und 400 mg Celiprolol sowie Placebo verabreicht.

Folgende Messungen wurden durchgeführt: Ganzkörperpletysmographische Messungen 30 Minuten vor, und 60, 120 und 180 Minuten nach Tabletteneinnahme; Bludruck nach Riva-Rocci und Herzfrequenz im Sitzen.

Ergebnisse

12 von 18 Patienten, d. h. 66% aller Patienten sanken mit ihrer Sekundenkapazität mehr als 15% unter den Ausgangswert ab. Dieser Abfall betrug im Schnitt rund 20% und war auch noch nach 3 Stunden nachweisbar. Eine weitere Verminderung wurde nicht festgestellt (Abb. 1). Dagegen fällt die Sekunden-

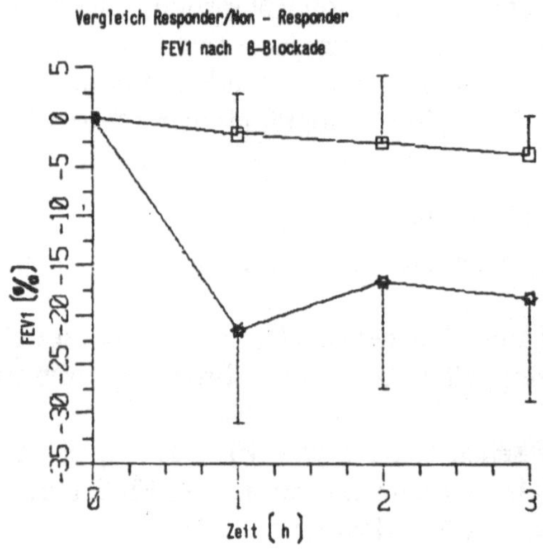

Abb. 1 Sekundenkapazität nach der Gabe von Propranolol (Vorversuch)
Non-Responder: Vierecke
Responder: Sterne

kapazität bei den von uns definierten Non-Respondern nur geringfügig um nicht mehr als 5% nach drei Stunden ab.

Vergleicht man nun den Effekt von 200 respektive 400 mg Celiprolol auf die Sekundenkapazität, so kann keine entscheidende Veränderung festgestellt werden. Im Gegensatz dazu fällt unter Propranolol die Sekundenkapazität von 3,7 auf 3,0 Liter (Abb. 2, 3).

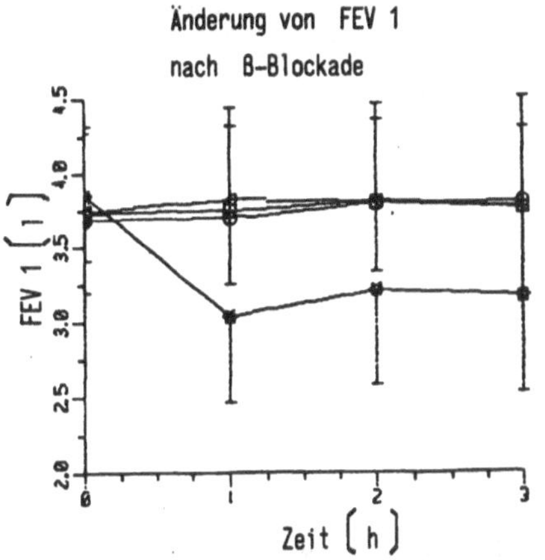

Abb. 2 Verlauf der Sekundenkapazität (Liter) unter Propranolol (Sterne) und 200 und 400 mg Celiprolol oral (Kreise, Dreiecke) sowie Placebo (Vierecke)

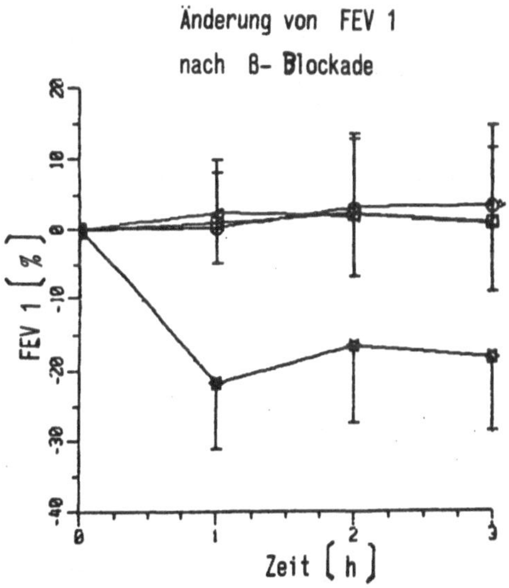

Abb. 3 Verlauf der Sekundenkapazität in Prozent des Ausgangswertes unter Propranolol, 200 und 400 mg Celiprolol sowie Placebo

Ein ähnliches Verhalten findet sich bei der Messung des Atemwegswiderstandes nach β-Blockade, wobei dieser um rund 100% des Ausgangswertes nach Propranolol ansteigt. Dagegen läßt sich kein Unterschied unter der einfachen sowie der doppelten Dosis Celiprolol erreichen (Abb. 4). Der maximale mittlere

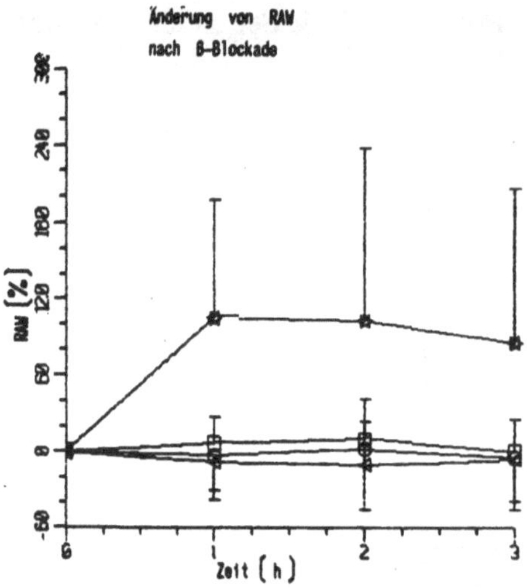

Abb. 4 Verlauf des Atemwegswiderstandes in % des Ausgangswertes unter Propranolol, 200 und 400 mg Celiprolol sowie Placebo

expiratorische Fluß zeigt ein ähnliches Verhalten nach β-Blockade. Propranolol führt zu mehr als einer 30%igen Verminderung von MMEF. Dagegen läßt sich in den Celiprololgruppen (200 mg und 400 mg) eine geringe Tendenz zur Zunahme von MMEF feststellen (Abb. 5). Die Änderung der Herzfrequenz nach β-Blockade war in diesem Kollektiv von 200 und 400 mg Celiprolol gegenüber Placebo nicht zu unterscheiden, lediglich Propranolol führte zu einer

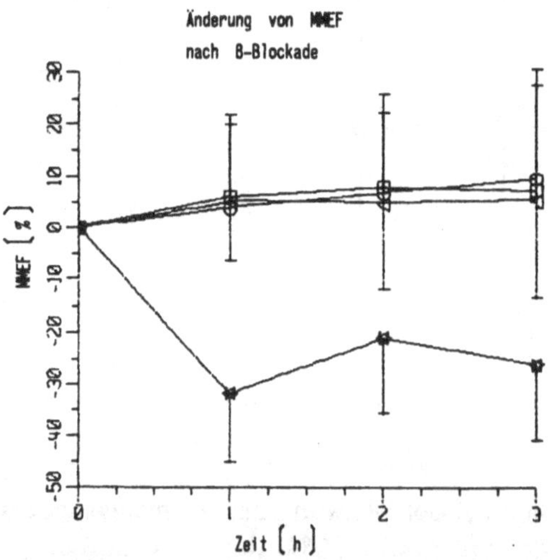

Abb. 5 Verlauf des maximalen mittleren expiratorischen Flusses in % des Ausgangswertes nach Propranolol, 200 und 400 mg Celiprolol sowie Placebo

mehr als 20%igen Reduktion der Herzfrequenz, wobei sich auch ein signifikanter Unterschied im Vergleich zu Celiprolol und Placebo ergab (Abb. 6). Auch die systolischen Blutdruckwerte zeigten lediglich bei Propranolol ein signifikantes Absinken, während unter Celiprolol und Placebo gleiche Wirkungen zu verzeichnen waren (Abb. 7).

Bei der Frage, welche Lungenfunktionsgrößen Responder und Non-Responder am besten von den Sollwerten trennen, wurden Sekundenkapazität, Atemwegs-

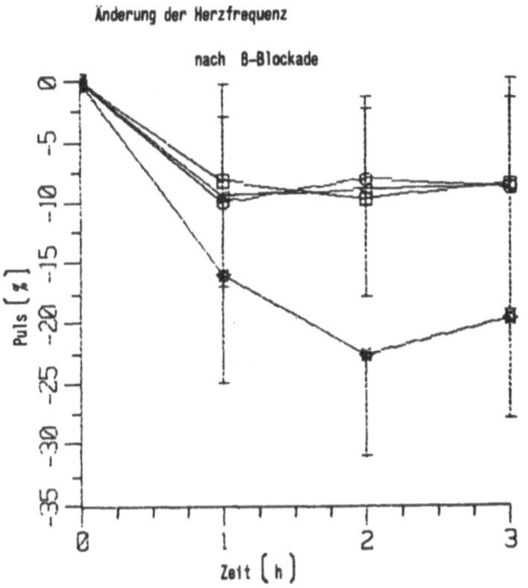

Abb. 6 Herzfrequenzverhalten unter Propranolol, Celiprolol und Placebo

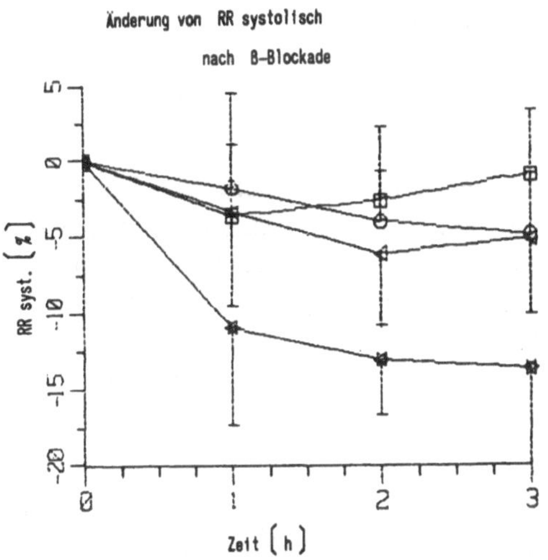

Abb. 7 Systolischer Blutdruck nach β-Blockade mit Propranolol, Celiprolol sowie unter Placebo

widerstand und MMEF überprüft. Sekundenkapazität und der Atemwegswiderstand unterschieden sich mit einer Irrtumswahrscheinlichkeit von weniger als 5% von den Sollwerten signifikant, die Differenz des maximalen mittleren expiratorischen Flusses lag aber mit dem Signifikanzniveau von $p < 0{,}001$ wesentlich günstiger, so daß die Bestimmung der maximalen Flußgeschwindigkeit anscheinend besser trennt als der aufwendiger zu bestimmende Atemwegswiderstand (Tab. 3).

Tabelle 3 Lu.-Funktions-Meßgröße zur Prognose der Verschlechterung unter β-Blockade

		Non-Responder			Responder		
		Sollwert	Istwert	t-Test	Sollwert	Istwert	t-Test
FEV 1.0 (l/sek)	$\bar{x}$	4,40	4,18	n. s.	4,17	3,85	* sign.
	s ±	0,34	0,38		0,30	0,45	
R_{aw} (kPa/l sek)	$\bar{x}$	0,183	0,216	n. s.	0,181	0,219	* sign.
	s ±	0,008	0,005		0,010	0,04	
MMEF (l/sek)	$\bar{x}$	5,26	4,42	* sign.	5,07	3,65	*** sign.
	s ±	0,46	0,95		0,34	1,05	

Diskussion

Bei manifester Obstruktion verbietet sich der Einsatz von β-Blockern, da eine Beeinflussung der Obstruktion durch β_2-Mimetica in üblicher Dosierung machmal nicht mehr möglich sein wird. Bei Normalpersonen war es nach der Gabe von 80 mg Propranolol erforderlich, eine 60-fach höhere Dosis von Salbutamol zu geben, um eine Bronchodilatation zu erzielen. Ähnliche therapeutische Dosen dürften erforderlich sein, um bei Patienten mit manifestem Asthma bronchiale die Obstruktion nach Propranolol zu durchbrechen (Tattersfield 1981).

Wie sich bei unseren Untersuchungen gezeigt hat, ist es auch schwierig, bzw. unmöglich, die Responder von den Non-Respondern auf β-Rezeptorenblockade hinsichtlich der Obstruktion zu trennen. Keiner der Patienten, die in die Vorauswahl kamen, standen unter einer bronchospasmolytischen Therapie. Sie zeigten in der Lungenfunktionsuntersuchung, die zu Beginn der Untersuchung erfolgte, keinen Hinweis für eine Obstruktion. Auch die klinischen Daten ergaben keine Differenzierungsmöglichkeit zwischen Respondern und Non-Respondern.

Die ausgewählten Patienten zeigten unter 200 mg und 400 mg Celiprolol keinen Anstieg des Atemwegswiderstandes oder eine Reduktion der Sekundenkapazität. Damit scheint diese Substanz im Vergleich zu Propranolol günstigere

Eigenschaften zu besitzen. Allerdings muß hinzugefügt werden, daß sich an Herzfrequenz- und Blutdruckverhalten kein Effekt nachweisen ließ. Die Frequenz-Neutralität von Celiprolol wurde auch schon von Kaik beschrieben. Eine Aussage über die Blutdrucksenkung nach Celiprolol wäre nur dann möglich, wenn unsere Patienten manifest hyperton gewesen wären. Untersuchungen von Zilcher et al. (1983) zeigen, daß unter einer Dosis von 400 bis 600 mg Celiprolol Patienten mit Hypertonus gut einzustellen waren. Es scheint sich also um die therapeutische Dosis zu handeln.

Unsere Frage, welche der drei Meßgrößen – Sekundenkapazität, maximaler, mittlerer expiratorischer Fluß und Atemwegswiderstand die beiden Kollektive von Respondern und Non-Respondern am besten trennt, kann dahingehend beantwortet werden, daß der maximale mittlere expiratorische Fluß die größte Trennschärfe besitzt. Er hat sich hinsichtlich des Signifikanzniveaus als die sensitivste Meßgröße erwiesen. Beim Vergleich verschiedener β-Rezeptorenblokker sollte er als empfindlicher Obstruktionparameter immer mitgemessen werden. Diese Überlegungen gelten aber nur für die Austestung neuer Substanzen.

Im Einzelfall ist es zur Zeit nicht möglich, eine Gefährdung des Patienten mittels lungenfunktioneller Methoden vorherzusagen. Eine Austestung durch probatorische Gabe des vorgesehenen β-Rezeptorenblockers mittels oraler oder intravenöser Applikation kann unserer Ansicht nach nicht verantwortet werden. Eventuell wird es möglich sein, ohne größere Gefährdung des Patienten durch die inhalative Gabe von β-Rezeptorenblockern eine sichere Vorhersage zu machen. Bei dieser Testung kann eine relativ hohe topische Dosis verwandt werden, andererseits dürfte die Wirkung nur kurzfristig anhalten, da eine Nachresorption aus dem Gastro-Intestinaltrakt im Gegensatz zur peroralen Gabe entfällt.

Literaturverzeichnis

Decalmer, P. B. S., Chatterjee, J. M., Cruickshank, J. M., Benson, M. K., Sterling, G. M.: Betablockers and asthma. Brit. Heart J. 40, 184 (1978)

Formgren, H.:The effect of metoprolol and practolol on lung function and blood pressure in hypertensive asthmatics. Br. J. clin. Pharmac. 3, 1007 (1976)

Gribbin, H. R., Baldwin, C. J., Tattersfield, A. E.: Quantitative assessment of bronchial β-adrenoceptor blockade in man. Br. J. clin. Pharmac. 7, 551 (1979)

Matthys, H.: Einfluß von Celiprolol, Fenoterol und Aminophyllin auf die Atemwegsobstruktion im Asthmaanfall. Schweiz. med. Wschr. 112, 1849 (1982)

Oh, V. M. S., Kaye, C. M., Warrington, S. J., Taylor, E. A., Wadsworth, J.: Studies, of cardioselectivity and partial agonist activity in β-adrenoceptor blockade comparing effects on heart rate and peak expiratory flow rate during exercise. Br. J. clin. Pharmac. 5, 107 (1978)

Tattersfield, A. E.: Beta-blockers in asthma. Brit. med. J. 282, 901 (1981)
Wichert, P. v., Boes, J.: Beta-Rezeptorenblocker und Bronchialsystem. Eine Vergleichsstudie mit Pindolol und Metoprolol. Med. Klin. 74, 1544 (1979)
Zilcher, H., Ebm, W., Knoflach, P., Sehnal, E., Kaindl, F.: Behandlung der arteriellen Hypertonie mit dem β-Blocker Celiprolol. Arzneim.-Forsch/Drug. Res. 33, 57 (1983)

Änderung der mukoziliaren Clearance und des Aerosolverteilungsindex unter Beta-Blockade bei Lungengesunden

Th. Weiss, P. Dorow, R. Felix

Einleitung

Die Lunge verfügt über eine Anzahl von Abwehrmechanismen, die zur Ausscheidung inhalierter Schadstoffe bzw. Fremdkörper geeignet sind. Neben dem Husten sowie resorptiven bzw. auch sekretorischen Mechanismen ist es vor allem das mukoziliare pulmonale Selbstreinigungssystem, dem die größte klinische Bedeutung zukommt. Seine beiden Komponenten, oralwärts schlagende Flimmerhäarchen sowie der bronchiale Mukus sind beim Lungengesunden in optimaler Weise koordiniert und bewirken einen rolltreppenartigen Schleimtransport aus den tiefen Atemwegen in den oberen Respirationstrakt. Funktionelle Störungen dieses Selbstreinigungssystems erhöhen die intrabronchiale Verweildauer inhalierter Schadstoffe und ermöglichen auf diese Weise die Entwicklung chronisch entzündlicher, wie vermutlich auch neoplastischer, Veränderungen (3). Wie für kaum eine andere pharmakologische Stoffklasse hat sich während der letzten zwanzig Jahre die therapeutische Anwendungsbreite der Beta-Rezeptorenblocker mit stark steigender Tendenz entwickelt.

Die Indikation zur Verordnung derartiger Pharmaka hat sich in letzter Zeit ständig geweitet und bezieht sich heute neben kardiovaskulären Fragestellungen zunehmend auch auf solche der Endokrinologie, Psychiatrie, Anästhesie sowie der Augenheilkunde. Zur Zeit sind im westeuropäischen Bereich weit mehr als dreißig verschiedene Beta-Rezeptorenblocker verfügbar, die in zunehmend stärkerem Maße fortentwickelte Präparate mit kardioselektiven und/oder sympathomimetischen intrinsischen Eigenaktivitäten umfassen (2, 7, 9). In dieser Situation erschien es sinnvoll, zu prüfen, ob und in welcher Weise betablockierende Pharmaka die Leistungsfähigkeit des pulmonalen Selbstreinigungssystems beeinträchtigen.

Patienten und Methodik

Die Studie stützt sich auf Untersuchungen, die an 28 Patienten mit koronarer Herzerkrankung durchgeführt wurden. Das mittlere Lebensalter betrug 50,7 ± 8,1 ($\bar{x} \pm SD$) Jahre; alle Patienten waren Nichtraucher. Die Diagnose der koronaren Herzerkrankung war in allen Fällen koronar-angiographisch gesichert, anamnestische, klinische oder röntgenologische Hinweise auf pathologische pulmonale Veränderungen ergaben sich nicht. Die bodyplethysmographische Atemwegsresistance lag unterhalb des kritischen Wertes von 3,5 cm H_2O/1/sec.

Je 7 Patienten erhielten Pindolol (2 × 5 mg/die), Mepindolol (2 × 2,5 mg/die), Metoprolol (2 × 50 mg/die) sowie Propranolol (2 × 40 mg/die). Das Prüfungsdesign sah einen intraindividuell doppelblind überkreuzten Austausch der Wirkstoffe gegen identisch typisierte Placebotabletten vor. Die Therapiedauer betrug für jeden der vier Beta-Blocker bzw. die Placebotabletten drei Tage.

Die Prüfung der mukoziliaren Klärfunktion wurde mittels der Radioaerosol-Methode durchgeführt, wobei diese Untersuchungen jeweils im Anschluß jeder der beiden dreitägigen Therapieperioden durchgeführt wurden.

Die Messung der nuklearmedizinischen Prüfgrößen erfolgte unmittelbar im Anschluß an die orale Inhalation von ^{99m}-Tc-markierten Human-Serumalbumin-Millimikrosphären. Im unvernebelten Zustand betrug die Größe der inhalierbaren Eiweißpartikel etwa 0,5 μm (Abb. 1). Die Analyse des Größenver-

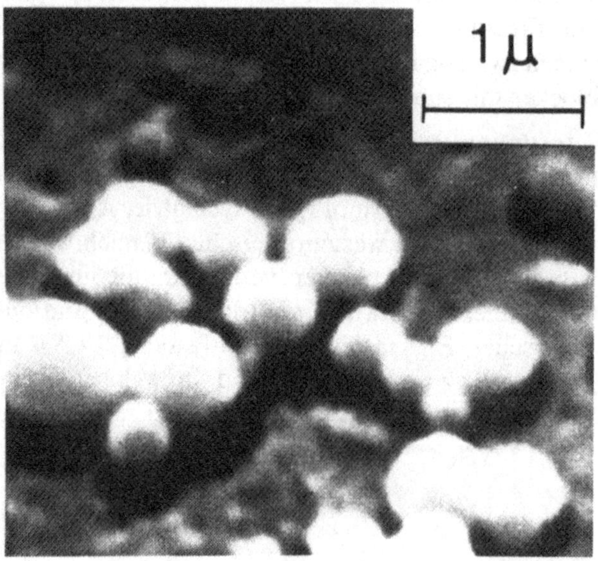

Abb. 1 Millimikrosphären im unvernebelten Zustand (Industriefoto).

teilungsspektrums der vernebelten Schwebeteilchen ergab im elektrostatischen und optischen Meßfeld ein doppelgipfeliges Verteilungsprofil mit maximalen Anwesenheitshäufigkeiten für 0,5 und 4 μm große Aerosolteilchen. Das mit Hilfe eines modifizierten Düsenvernebelers erzeugte Radioaerosol hatte eine Aktivität von 5 mCi und wurde in sitzender Körperhaltung für eine Dauer von 5 Minuten aus ruhiger Atemmittellage heraus inhaliert.

Im Anschluß hieran wurde die pulmonale Verteilung der inhalierten Aktivität von ventral mit Hilfe einer Gamma-Kamera registriert, wobei die szintigraphischen Daten in digitalisierter Form einem Computersystem übertragen wurden.

Verteilungsmuster und Wanderungsgeschwindigkeit der dem Flimmerhaar-Schleimsystem aufliegenden inhalierten Partikel (Abb. 2) wurden anhand zweier Prüfgrößen quantifiziert:

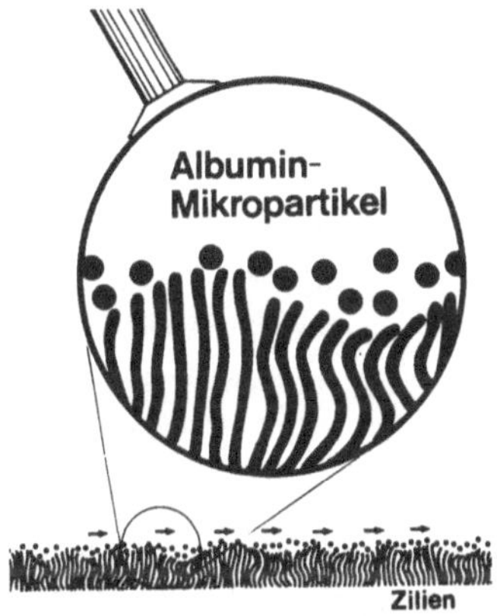

Abb. 2 Schematische Darstellung der dem Flimmerhaar-Schleimepithel aufliegenden inhalierten Mikropartikel, die in adoraler Richtung (Pfeile) transportiert werden.

1. Aerosolverteilungsindex (AVI)

In Ergänzung zu visuellen Analyse der Inhalaltionsszintigramm beschreibt der AVI in quantitativer Weise die pulmonale Verteilungshomogenität der inhalierten Partikel. Zur Bildung des AVI werden die während der ersten 60 Sekunden post inhalationem regristrierten Impulse elektronisch gezeichneter apikaler, medialer, basaler, peripherer und zentraler pulmonaler Auwertezonen herangezogen (Abb. 3 A und B). Die durchschnittlichen Radioaktivitäten jeder der fünf Auswerteareale werden ihrerseits gemittelt, wobei die hierbei resultierende Standardabweichung in Relation zum korrespondierenden Mittelwert gesetzt wird. Der resultierende relative Variationskoeffizient beschreibt in Form des AVI als dimensionsloses Streumaß den Grad der Verteilungsgleichmäßigkeit

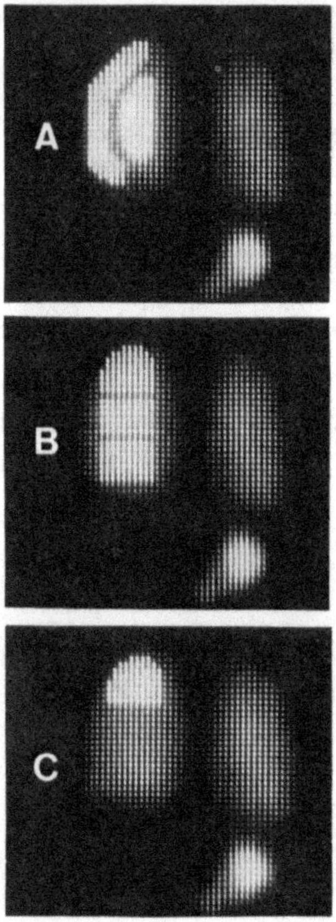

Abb. 3 Monitorszintifotos der pulmonalen Auswertezonen zum Zweck der Berechnung des Aerosolverteilungsindex (A und B) sowie zur Messung der mukoziliaren Clearance (C).

der inhalierten Partikel. Bronchialobstruktive Verteilungsstörungen teilen sich hierbei über ein Anwachsen der Indexzahlen mit (14).

2. Mukoziliare Clearance

Der oralwärts gerichtete Transport, der dem Schleimfilm aufliegenden Aerosolpartikel, ist durch externe kameraszintigraphische Registrierung des radioaktiven Impulsabfalls über die Zeit meßbar. Nach Korrektur auf die physikalische Halbwertzeit des ^{99m}-Technetium lassen sich zeitkorrelierte Eliminationskurven ableiten. Die mukoziliare Klärrate der inhalierten Teilchen wird hierbei als prozentualer Anteil, der initial registrierten Radioaktivität (die gleich 100% gesetzt wird) angegeben. Als Referenzareal zur Prüfung der mukoziliaren Funktion diente das rechte Lungenoberfeld (Abb. 3 C), dessen Impulsverhalten über eine Dauer von 120 Minuten registriert wurde.

Ergebnisse

Bei allen Patienten zeigte sich eine gleichmäßige Verteilung der Radioaktivität über beide Lungenfelder, ohne das der zentrale Atemwegsbereich initial markiert war. Bei Etablierung transversaler Aktivitätsprofile zeigte sich eine annähernd seitengleiche Verteilung der Radioaktivität über beide Lungen (Abb. 4). Eine

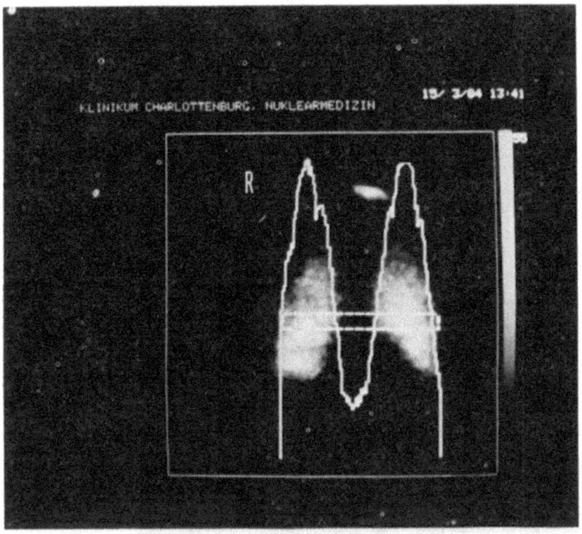

Abb. 4 Monitorszintifoto mit transversalem Aktivitätsprofil. Die Aktivitätsgipfel der rechten und linken Lunge sind beim Lungengesunden von annähernd gleicher Höhe.

pathologische Veränderung des Aerosolverteilungsindex war für Pindolol, Mepindolol sowie Metoprolol nicht gegeben (Abb. 5). Lediglich Propranolol zeigte eine leichte negative Beeinflussung der pulmonalen Aerosolverteilungshomogenität, die sich jedoch lediglich auf dem statistisch schwachen Signifikanzniveau von 10% absichern ließ (Abb. 5).

Die mukoziliare Klärfunktion ist in exemplarischer Form in Abbildung 6 bildhaft dargestellt. Aus Ausdruck der adoralen Klärprozesse wird mit zunehmendem Zeitintervall eine radioaktive Markierung des Tracheobronchialbaumes sichtbar. Diese Klärprozesse sind beim Lungengesunden nach etwa 6 bis 8 Stunden beendet, so daß die nach 24 Stunden post inhalationem registrierten Aktivitätsverteilungen alveolär abgelagerte Aerosolteilchen repräsentieren (13).

Die mukoziliaren Klärvorgänge zeigen sich nach Applikation von Pindolol, Mepindolol sowie Metoprolol unbeeinträchtigt (Abb. 7 bis 9). Lediglich nach Gabe von Propranolol war eine statistisch signifikante Depression der mukoziliaren Clearance nachweisbar. Die zum Zeitpunkt der 60. Minute registrierten

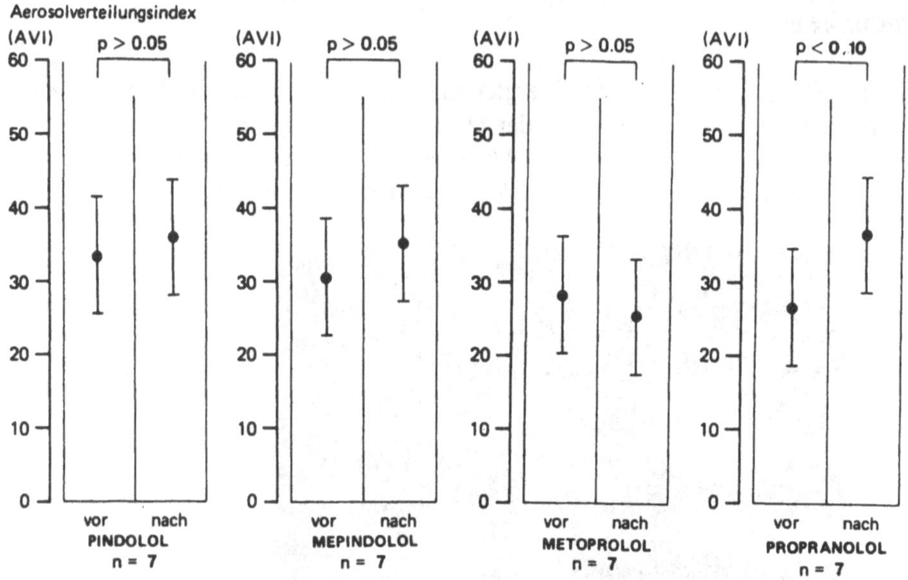

Abb. 5 Aerosolverteilungsindices der 28 lungengesunden Patienten mit koronarer Herzerkrankung vor und nach Applikation der vier Beta-Rezeptorenblocker. Lediglich unter Propranolol wird eine mit statistisch schwacher Signifikanz abzusichernde negative Veränderung der Aerosolverteilung nachweisbar.

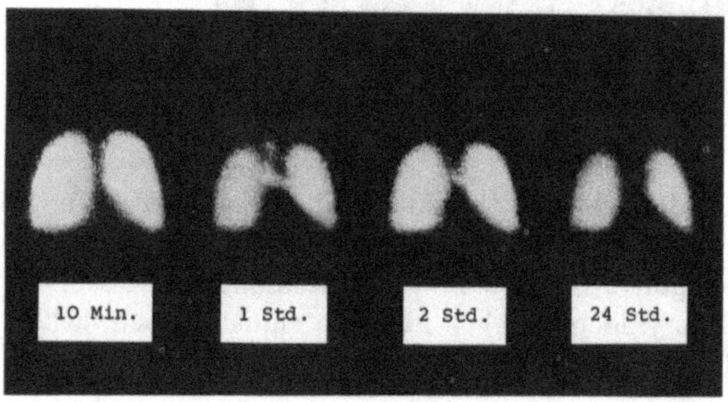

Abb. 6 Bildhafte Darstellung der mukoziliaren Klärfunktion. Als Ausdruck des adoralen Partikeltransportes wird mit zunehmendem Zeitintervall eine Markierung der Tracheobronchialbifurkation sichtbar. Das 24-Stunden-Bild repräsentiert alveolär deponierte Aerosolanteile (13).

mittleren Eliminationsniveaus differierten auf dem statistisch signifikanten Niveau von 5% (Abb. 10).

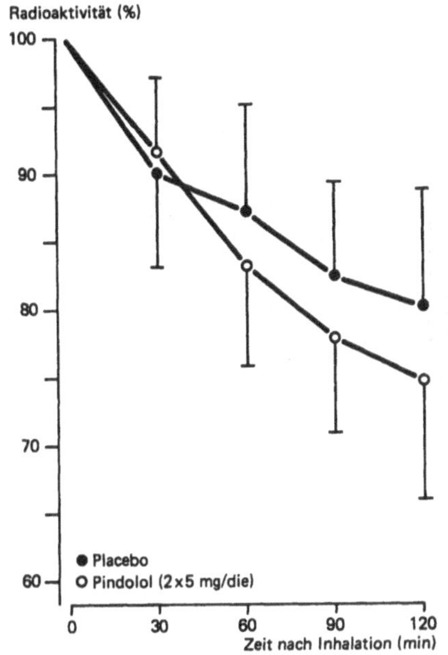

Abb. 7 Eliminationskurven des Radioaerosols nach Applikation von Pindolol. Die Mittelwerte differieren zu keinem Zeitpunkt mit statistischer Signifikanz.

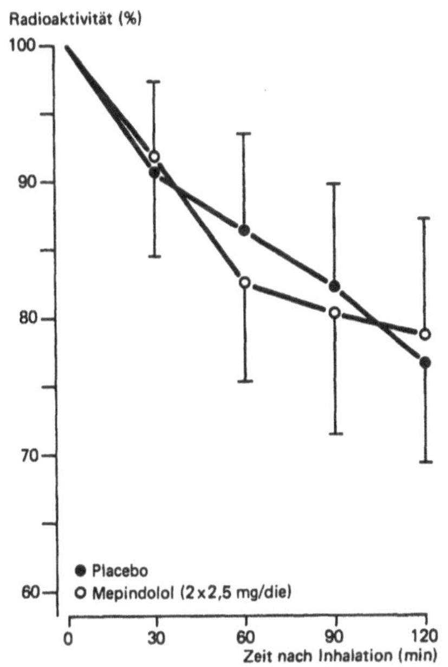

Abb. 8 Aerosoleliminationskurven nach Applikation von Mepindolol. Die Mittelwerte differieren zu keinem Zeitpunkt mit statistischer Signifikanz.

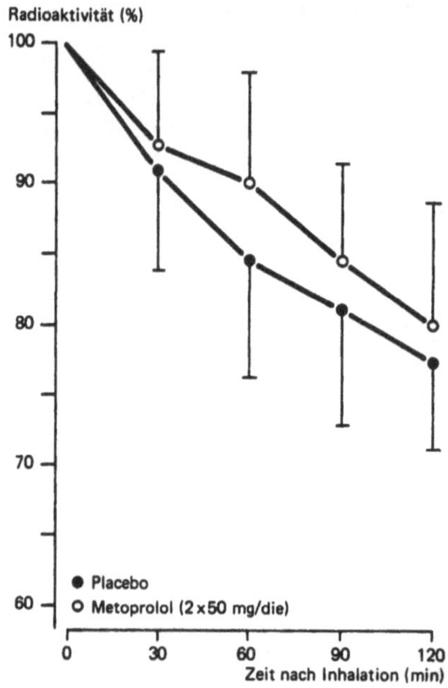

Abb. 9 Aerosoleliminationskurven nach Applikation von Metoprolol. Die Mittelwerte differieren zu keinem Zeitpunkt mit statistischer Signifikanz.

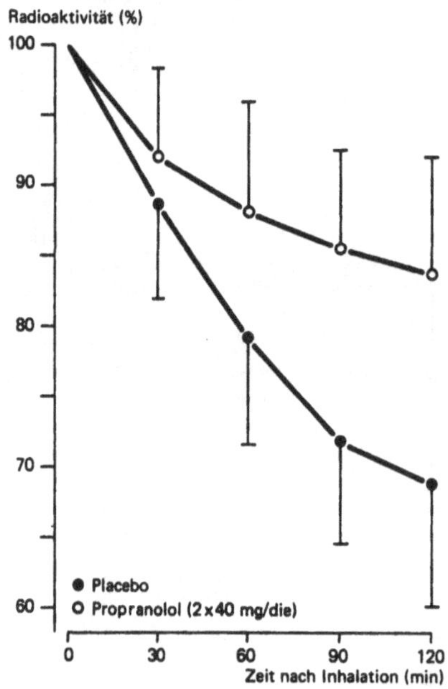

Abb. 10 Aerosoleliminationskurven nach Applikation von Propranolol. Die Mittelwerte differieren ab der 60. Minute mit statistischer Signifikanz ($p < 0{,}05$).

Diskussion

Von allen menschlichen Organen unterhält die Lunge den größten Oberflächenkontakt zur äußeren Umgebung. Selbst unter umweltfreundlichen Bedingungen inhaliert jeder Mensch täglich mehr als eine Milliarde Aerosol- bzw. Staubpartikel, die zum Teil pathogene Eigenschaften besitzen und bei unzureichender Ausscheidung aus dem Bronchialtrakt die Entwicklung von Krankheiten begünstigen können. Aus diesem Grunde ist die Aufrechterhaltung der Mukoziliarfunktionen ein wichtiges Anliegen, das auch im Falle der Behandlung anderer Grunderkrankungen nicht an Aufmerksamkeit verlieren sollte (3, 12). Im Falle der koronaren Herzerkrankung, die überhäufig bei stark rauchenden Personen angetroffen wird, hätte es nachteilige Folgen wenn zur zigarettenrauchindizierten Clearance-Depression eine zusätzlich pharmakologisch bedingte Verschlechterung der Mukoziliarfunktion hinzu käme. Fatale Folgen hätte es ebenfalls, wenn im Falle der chronisch obstruktiven Atemwegserkrankung das vorgeschädigte bronchiale Flimmerepithel durch die Applikation eines Beta-Rezeptorenblockers eine zusätzliche Beeinträchtigung erführe (4, 10).

Die hier untersuchten Beta-Rezeptorenblocker üben in therapeutischen Dosen keinen negativen Effekt auf die pulmonale Verteilung der inhalierten Mikropartikel aus. Lediglich unter Propranolol war eine trendmäßige Verteilungsstörung des inhalierten Aerosols erkennbar. In Analogie hierzu zeigten sich die klassischen atemmechanischen Parameter von den hier geprüften Beta-Rezeptorenblockern nicht beeinträchtigt. Für Mepindolol, Pindolol und Metoprolol ließ sich diese Beobachtung auch auf das Verhalten der zur peripheren Atemwegsdiagnostik geeigneten Parameter übertragen. In Abweichung hiervon war nach Applikation von Propranolol ein deutlicher Anstieg des closing volume (CV) zu beobachten.

Bezüglich der Beeinflussung der mukoziliaren Klärfunktion scheinen die spezifischen Eigenschaften der Kardioselektivität sowie der beta-adrenergen intrinsischen Eigenschaften von Bedeutung zu sein.

Im Gegensatz zum unspezifischen nicht organselektiven Beta-Blocker Propranolol besitzen Metoprolol in Form der Kardioselektivität und Pindolol bzw. Mepindolol in Form der beta-adrenergen Eigenwirkung Eigenschaften, die zu einer Kompensation der sonst unter Umständen obligaten Clearance-Depression führen.

Sowohl die Eigenschaften der Organselektivität (herzspezifisch) als auch das bekanntermaßen clearancestimulierende beta-mimetische Eigenpotential (1, 5, 6, 8, 11) bewirken hierbei eine clearanceprotektive Verhaltensweise der Präparate Metoprolol, Pindolol und Mepindolol.

Zusammenfassung

Die Aufrechterhaltung einer intaken Mukoziliarfunktion ist notwendig, da jede Beeinträchtigung dieses pulmonalen Schutzsystems die Entwicklung von Erkrankungen begünstigt. Die an 28 lungengesunden Patienten mit koronarer Herzerkrankung durchgeführten Untersuchungen mit vier Beta-Rezeptorenblockern ergaben, daß sich sowohl das kardioselektive Präparat als auch jene, die über eine intrinsische beta-adrenerge Eigenwirkung verfügen, clearanceneutral verhielten und den Öffnungsgrad der Atemwege nicht beeinflußten.

Demgegenüber veränderte das unspezifische, nicht organselektive Präparat, dem zusätzlich eine intrinsische beta-adrenerge Eigenaktivität fehlte, die mukoziliare Clearance negativ und bewirkte eine gering ausgeprägte Verteilungsstörung des inhalierten Radioaerosols.

Literaturverzeichnis

(1) Biersack, H. J., B. Hünermann, R. Felix, K. Wesener, C. Winkler: Effekt der Behandlung des chronisch-obstruktiven Syndroms der Atemwege mit einem β-Rezeptoren-Stimulator. Therapiewoche 26, 171–177 (1976)

(2) Bodem, G., H. R. Ochs: Wirkung von β-Rezeptorenblockern bei Angina pectoris. Dtsch. Med. Wschr. 104, 6–9 (1979)

(3) Brashear, R. E., M. L. Rhodes: Chronic obstructive lung disease. Clinical treatment and management. Mosby, St. Louis 1978

(4) Dorow, P., W. Schiess, Th. Weiss: The beta-adrenoceptor blocking drugs propranolol, metoprolol and pindolol in asthmatic patients. XII. Congress of the European Academy of Allergology and Clinical Immunology, Rom, 25.–30. September 1983

(5) Felix, R., J. P. Hedde, H. J. Zwicker, C. Winkler: Mukoziliäre Klärfunktion unter β-adrenerger Stimulation mit Fenoterol. Prax. Pneumol. 32, 777–782 (1978)

(6) Foster, W. M., E. H. Bergofsky, D. E. Bohning: Effect of adrenergic agents and their mode of action on mucociliary clearance in man. J. Appl. Physiol. 41, 146–152 (1976)

(7) Kersting, F., W. Kasper, T. Meinertz: 15 Jahre Therapie mit Betarezeptorenblockern. Tendenz zur Differenzierung. Med. Klin. 74, 1179–1188 (1979)

(8) Konietzko, N., M. Klopfer, W. E. Adam, H. Matthys: Die mukociliare Klärfunktion der Lunge unter beta-adrenerger Stimulation. Pneumologie 152, 203–208 (1975)

(9) Lydtin, H., G. Lohmöller: Beta-Receptoren-Blocker. Aesopus Verlag Lugano – München 1977

(10) Matthys, H., E. Vastag, G. Daikeler, D. Köhler: Beeinflussung der mukoziliaren Clearance durch Theoppyllin-Ettylendiamin und Pindolol bei Patienten mit chronischer Bronchitis. Therapiewoche 33, 1003–1007 (1983)

(11) Sackner, M. A.: Effect of respiratory drugs on mucociliary clearance. Chest 73, 958–966 (1978)

(12) Wanner, A.: Clinical aspects of mucociliary transport. Am. Rev. Respir. Dis. 116, 73–125 (1977)

(13) Weiss, Th., P. Dorow, R. Felix: Alveoläre Deposition inhalierter Radioaerosolpartikel bei zentraler und peripherer Atemwegsobstruktion. Fortschr. Röntgenstr. 138, 716–721 (1983)

(14) Weiss, Th., P. Dorow, R. Felix: Effects of a beta adrenergic drug and a secretolytic agent on regional mucociliary clearance in patients with COLD. Chest 80, 881–884 (1981)

Die Bedeutung der Intrinsic-Aktivität von Beta-Rezeptorenblockern bei der Behandlung von chronischen Rauchern mit koronarer Herzerkrankung sowie deren Kombinationstherapie mit Methylxanthinen

P. Dorow

Einleitung

Auf den Zusammenhang zwischen chronischem Nikotinabusus und Entstehung einer koronaren Herzerkrankung ist immer wieder hingewiesen worden (17, 49, 62). Nikotin gehört ebenfalls zu den wichtigsten exogenen Bronchitisnoxen (37). So verwundert es nicht, daß Patienten mit einer koronaren Herzerkrankung häufig eine chronisch obstruktive Bronchitis haben. Untersuchungen von Macklem (52, 53) zeigen, daß bei chronischen Rauchern sich zunächst eine small airways disease entwickelt. Macklem wies daraufhin, daß die mittels Lungenfunktionsdiagnostik nachzuweisende small airways dysfunction Folge einer small airways disease ist, bei der es sich um eine zentripetal fortschreitende Frühform einer sich später manifestierenden chronischen obstruktiven Bronchitis handelt. Diese geht mit den bekannten schwerwiegenden pathologisch-anatomischen Veränderungen (Schleimdrüsenhypertrophie, Metaplasie des zilientragenden Bronchialzylinderepithels in zilienloses Plattenepithel, schrumpfende und fibrosierende, granulomatös entzündliche Veränderungen der Bronchiallichtung etc.) einher.

Die Bronchitis bietet klinisch initial nur leichten Husten ohne oder nur mit geringem Auswurf (4, 36, 37, 83, 89, 91). Die chronisch obstruktive Bronchitis ist entsprechend der Definition der WHO als eine Erkrankung definiert, die wenigstens über eine Dauer von 2 Jahren und während dieses Zeitraumes in jedem Jahr mindestens 3 Monate hindurch an den meisten Tagen der Woche mit Husten und Auswurf einhergeht. Die obstruktive Ventilationsstörung stellt das zentrale Symptom dieser Erkrankung dar.

Bei Patienten mit koronarer Herzerkrankung und gleichzeitig bestehender chronisch obstruktiver Atemwegserkrankung steht die anginöse Symptomatik im Vordergrund. Beschwerden wie Husten und Auswurf werden offenbar von dieser Patientengruppe nicht als Krankheitssymptom spontan angegeben. Dieser Umstand trägt wesentlich dazu bei, daß die Diagnose der chronisch obstruktiven Bronchitis (ausgenommen bei denjenigen Patienten mit Anfällen von Luftnot) häufig zufällig gestellt wird und die spasmolytische Behandlung mitunter unzureichend ist (56, 75).

Um so bemerkenswerter ist es, daß Patienten mit koronarer Herzkrankheit und Betarezeptorenblockertherapie nur in seltenen Fällen einer Lungenfunktionsprüfung unterzogen werden (81). Dies kann durch eigene Untersuchungen vollauf bestätigt werden. Zwischen dem 7. 1. 1979 und dem 21. 4. 1981 wurden routinemäßig Patienten mit einer koronaren Herzerkrankung und bestehender Betablockertherapie aus einer internistischen und einer allgemeinärztlichen Praxis sowie aus allen poliklinischen Bereichen des Klinikums Charlottenburg der Freien Universität Berlin einer Lungenfunktionsprüfung unterzogen.

Untersucht wurden 659 Patienten. 20% hatten eine obstruktive Ventilationsstörung. Von den insgesamt 137 Patienten mit einer Atemfunktionsstörung wurden nur 10 Patienten innerhalb der letzten 5 Jahre bronchodilatatorisch behandelt. Nur bei 4 Patienten erfolgte vor Beginn der Betarezeptorenblockertherapie eine ventilatorische Funktionsanalyse.

Betarezeptorenblocker nehmen in der Behandlung kardiovaskulärer Störungen eine herausragende Rolle ein. Die Betasympathikolyse ist für gewisse Krankheitsbilder – wie die der koronaren Herzerkrankung – zu den wichtigsten Therapieprinzipien geworden. Der limitierende Faktor in der Anwendung dieser Substanz besteht in ihrer Neigung Bronchospasmen auszulösen. Aus diesem Grund stellt das Asthma bronchiale und andere Formen der chronisch obstruktiven Atemwegserkrankung, die mit einer erheblichen Hyperreaktivität der Bronchialschleimhaut assoziiert sind, eine Kontraindikation zur Betarezeptorenblockade dar.

In der Literatur bestehen Hinweise, daß bei Anwendung $beta_1$-selektiver Betarezeptorenblocker oder Betarezeptorenblocker mit einer Intrinsic-Aktivität die bronchialen Nebenwirkungen bei der chronisch obstruktiven Bronchitis geringer sind als beim Asthma bronchiale. Eine definitive Bestätigung hierfür ist jedoch nicht erbracht worden. Untersuchungen über den Einfluß verschiedener Betarezeptorenblocker auf die Atemwegswiderstände bei Patienten mit koronarer Herzerkrankung und small airways dysfunction liegen bisher nicht vor.

Zur Charakterisierung hämodynamischer Wirkungen von Betasympathikolytika werden häufig Plasmakatecholaminspiegel (14, 18, 19, 39, 46, 90) herangezogen. Dabei zeigte sich, daß aufgrund geringer Konzentrationen im Blut (bis 200 ng/ml) und der damit verbundenen methodischen Schwierigkeit sehr unterschiedliche Ergebnisse erzielt wurden.

Die heute eingesetzten validen Methoden (Radioenzymatischer Assay und die Hochdruckflüssigkeitschromatographie mit elektrochemischer Detektion) bedienen sich aufwendiger Trennungs- und Nachweisverfahren. Diese Methoden liefern weitgehend zuverlässige Ergebnisse. Ältere Nachweismethoden – wie die Fluorometrie – haben aufgrund ihrer relativen Unempfindlichkeit an Bedeutung verloren. Eine weitere Schwierigkeit ergibt sich bei der Gewinnung der Plasmaproben selber. Standardisierte Bedingungen wie Blutabnahmen in liegender Position nach einer Dauer von 30 Min. Ruhe und zügige Weiterverarbeitung der Proben in der Kälte sind minimale Anforderungen für vergleichbare und valide Ergebnisse.

In den vorliegenden Untersuchungen diente Propranolol als Basis-Betarezeptorenblocker mit einer $beta_1$- und $beta_2$-Affinität (63). Als sogenannter kardioselektiver Betarezeptorenblocker Metoprolol (42) und als Betarezeptorenblocker mit einer Intrinsic-Aktivität Pindolol und Mepindolol (42, 57). Die Entscheidung über die Wahl äquipotenter Dosen der hier untersuchten Sympathikolytika gestaltete sich aufgrund der unterschiedlichen Literaturangaben problematisch. In Anlehnung an die Empfehlung von Gotzen (44) und anderen Autoren (9, 10, 11, 13) wurden folgende orale Dosierungen gewählt:

Propranolol 40 mg
Pindolol 5 mg
Metoprolol 50 mg
Mepindolol 2,5 mg

Im Vordergrund der Untersuchung stand die Frage, inwieweit sich nicht kardioselektive Betarezeptorenblocker ohne und mit Intrinsic-Aktivität und sogenannte $beta_1$-selektive Betarezeptorenblocker hinsichtlich bronchopulmonaler Nebenwirkungen bei chronischen Rauchern mit koronaren Herzerkrankung voneinander unterscheiden.

Diesbezüglich wurden Patienten mit koronarer Herzerkrankung, die eine small airways dysfunction oder eine chronisch obstruktive Bronchitis hatten, untersucht. Weiterhin sollte geklärt werden, ob eine Kombinationsbehandlung aus Betarezeptorenblockern und Methylxanthinen eine Reduzierung bronchialer Nebenwirkungen verursacht.

Methodik und Krankengut (A)

Untersucht wurden insgesamt 100 chronische Raucher mit einer koronaren Herzerkrankung, deren mittleres Alter 46,3 Jahre (46,3 $\pm$ 8,2, $\bar{X} \pm$ S. D.) betrug. Es handelt sich um 81 Männer und 19 Frauen. Die Diagnose der koronaren Herzerkrankung war durch eine Koronarangiographie oder eine

Ischämiereaktion im Belastungs-EKG gesichert. Die Kriterien der belastungsabhängigen Angina pectoris waren erfüllt. Die Patienten wurden entsprechend ihrer bronchopulmonalen Anamnese, der Klinik, dem Röntgen-Thoraxbefund und der Lungenfunktionsprüfung den zwei Diagnosen zugeordnet:

small airways dysfunction
chronisch obstruktive Bronchitis.

Die Diagnose der small airways dysfunction wurde dann gestellt, wenn das closing volume, der Quotient closing volume zur Vitalkapazität und der flow of iso im pathologischen Bereich lagen. Zusätzlich mußte die Inhalationsszintigraphie Hinweise auf eine periphere Atemwegsobstruktion geben. In allen Fällen lagen die mittleren closing volume Werte über 0,9 l, der mittlere Quotient closing volume zu Vitalkapazität über 20% und der mittlere flow of iso über 18%.

Die 1-Sekundenkapazität durfte nicht erniedrigt sein, die totale Resistance nicht über 3,5 cm H_2O/1/sec liegen. Patienten mit erhöhtem Residualvolumen wurden ausgeschlossen. Röntgenologisch durfte kein Hinweis auf ein Emphysem (12, 41) bestehen. Die Patienten mit einer small airways dysfunction waren sämtlich Raucher mit einer mittleren Nikotinabususzeit von 15 Jahren und einer durchschnittlichen Nikotindosis von 1 Packung Zigaretten pro die.

Die Diagnose der chronisch obstruktiven Bronchitis wurde entsprechend der Definition der WHO gestellt. Voraussetzung für die Diagnosestellung war, daß die Patienten wenigstens über 2 Jahre und während dieses Zeitraumes in jedem Jahr mindestens 3 Monate hindurch an den meisten Tagen der Woche Husten und Auswurf hatten. Die Patienten dieser Gruppe waren Raucher mit einer durchschnittlichen Nikotinabususzeit von 18 Jahren und einer durchschnittlichen Nikotindosis von 1 1/2 Packungen Zigaretten pro die.

Die Patienten wurden über den Sinn und die Durchführung der Untersuchung aufgeklärt. 1 Woche vor der Untersuchung wurden die für die Untersuchung erforderlichen Geräte gezeigt und erklärt. 10 Tage vor der Untersuchung wurde jegliche Therapie mit Betarezeptorenblockern beendet. Die übrige kardiale Therapie wurde beibehalten, jedoch durften 4 Stunden vor Untersuchungsbeginn keine Nitropräparate eingenommen werden. Kein Patient stand unter bronchospasmolytischer Medikation. Die Testpersonen wurden darauf hingewiesen, 24 Stunden vor der Untersuchung keinen Alkohol und keinen Kaffee zu trinken und jede Streß verursachende Situation zu meiden.

Die Patienten erhielten nach Erstellung des Leerwertes in randomisierter Reihenfolge oral 40 mg Propranolol, 50 mg Metoprolol, 2,5 mg Mepindolol, 5 mg Pindolol bzw. Placebo. Der Versuchsaufbau gestaltete sich folgendermaßen:

1. Legung einer Braunüle zur Blutentnahme in liegender Position.
2. Nach 30 Min. Blutentnahme zur Bestimmung der Katecholamine.
3. Lungenfunktion in sitzender Position.
4. Nach 1 und 2 Stunden Wiederholung der Lungenfunktion.
5. Nach 30-minütiger Pause Blutentnahme zur Bestimmung der Katecholamine.

Lungenfunktionsprüfung

Die Lungenfunktion wurde mit dem Siregnost FD 88 und der Plethysmographenkammer FD 88 der Firma Siemens durchgeführt. Die ventilatorische Funktionsanalyse erfolgte in sitzender Position. Der Registrierung der Druckströmungskurve und der Verschlußdruckkurve folgte eine 5-minütige Ruheatmung. Anschließend wurde dreimal die inspiratorische Vitalkapazität bestimmt. Zur Auswertung wurde das jeweils größte erzielte inspiratorische Vitalkapazitätsvolumen herangezogen. Im Anschluß hieran erfolgte die 3-malige Bestimmung des forciert exspiratorischen Volumens in der 1. Sekunde. Ausgewertet wurde das forciert exspiratorische Volumen in der 1. Sekunde mit dem größten Volumen.

Dann wurde nach einer 3-minütigen Pause die Heliumauswaschkurve registriert. Nach einer maximalen Exspiration wurde mit beginnender anschließender Inspiration ein Bolus von 0,3 l Helium hinzugegeben. Während der anschließenden maximalen Ausatmung, wobei ein flow von 0,5 l/sec nicht überschritten wurde, erfolgte die Registrierung der Heliumkonzentration über das Volumen. Dieses Manöver wurde zweimal wiederholt. Ausgewertet wurde die Phase 4 sowie die korrespondierende Vitalkapazität. In den Fällen, in denen die Phase 4 beider registrierter Kurven nicht übereinstimmte, wurde das arithmetische Mittelmaß beider Meßwerte zur Auswertung herangezogen.

Nach einer 3-minütigen Pause wurde dreimal die exspiratorische Flußvolumenkurve registriert. Die Kurve, die den größten exspiratorischen peak flow aufwies, wurde der Auswertung zugrunde gelegt. Bei der mit Raumluft geatmeten Flußvolumenkurve wurde der exspiratorische peak flow, der maximal exspiratorische flow bei 75, 50 und 25% der forcierten Vitalkapazität ausgewertet.

Anschließend atmete der Patient aus einem Douglassack ein zuvor geeichtes Heliumsauerstoffgemisch (80 Volumenprozent Helium, 20 Volumenprozent Sauerstoff) über mehrere Minuten bis zur Equilibrierung. Die mit Raumluft und dem Heliumsauerstoffgemisch geatmeten Kurven wurden dann so übereinander gespielt, daß der Beginn der Exspiration deckungsgleich war. Bei der mit Heliumsauerstoffgemisch geatmeten Flußvolumenkurve wurde der Punkt gemessen, bei dem die mit Heliumsauerstoff geatmete Kurve in die mit Raumluft registrierte Kurve überging. Der folgende Volumenschnitt wurde als Prozent der forcierten Vitalkapazität ausgedrückt.

Die Sollwerte der inspiratorischen Vitalkapazität wurden nach Rühle und Matthys (74) errechnet. Das forciert exspiratorische Volumen in der 1. Sekunde wurde auf von Smith (76) erstellte Normwerte bezogen. Für den Quotienten closing volume zu Vitalkapazität wurden die Sollwertformeln nach Buist und Ross (16) zugrunde gelegt. Der flow of iso wurde bis zu einem Wert von 18% der forcierten Vitalkapazität als in der Norm liegend angesehen. Als erhöht wurden über 3,5 cm H_2O/l/sec liegende Werte der totalen Resistance angesehen.

Katecholamine

Vorgekühlte, heparinisierte Monovetten® (4 °C) wurden zur Entnahme von 10 ml Blut verwendet. Die Proben wurden sofort in einer Kältezentrifuge bei 0 °C aufgetaut und 3000 × g zentrifugiert. Das so gewonnene Plasma wurde bei −70 °C bis zur Bestimmung gelagert. Die Analysen wurden spätestens 3 Monate nach Blutentnahme durchgeführt. Vor der Bestimmung der Katecholamine wurden die Plasmaproben bei 0 °C aufgetaut und zu je 96 μL Plasma 4 μL 6-N-Perchlorsäure zugesetzt. Die ausgefallenen Eiweiße wurden mit 10.000 × g abzentrifugiert und der als Überstand gewonnene Plasma-Perchlorsäure-Extrakt zur Bestimmung eingesetzt.

Der radioenzymatische Assay (REA) Katecholaminbestimmung ist eine zuverlässige, jedoch aufwendige Methode mit einer Nachweisgrenze von 10^{-12} g. Das Prinzip der Bestimmung beruht auf der enzymatischen Methylierung der Katecholamine in der 3-Hydroxystellung durch die Katecholamin-O-Methyltransferase (COMT). Als Methylgruppendonor und Coezym fungiert das in der Methylgruppe radioaktiv markierte S-Adenosyl-L-Methionin, so daß die Enzymaktion die Katechole gleichzeitig methyliert und radioaktiv markiert werden (34) (Abb. 1) Die Ergebnisse werden in Picogramm per Milliliter des entsprechenden Katecholamins angegeben, bezogen auf den internen Standard.

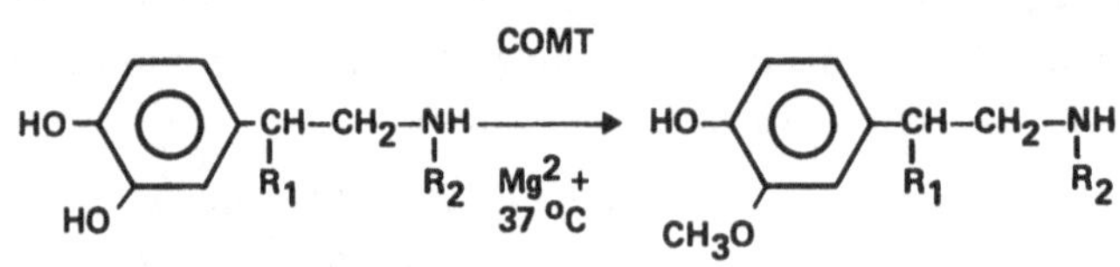

R_1	R_2	
H	H	DA, 3–MT
OH	H	NA, NMN
OH	CH_3	A, MN

Abb. 1 Reaktionsgleichung der Methylierung und anschließender Oxydation der Katecholamine im radioenzymatischen Assay.

Statistische Auswertung

Die Meßdatenanalyse erfolgte in Form der Berechnung von Mittelwerten und Standardabweichungen. Die Signifikanzberechnung erfolgte mit der Varianzanalyse.

Methodik und Krankengut (B)

Wir untersuchten 18 Patienten mit koronarer Herzerkrankung und chronisch obstruktiver Bronchitis, entsprechend der Definition der WHO. Es wurde eine Doppelblind-cross-over-Studie mit 2 × 40 mg Propranolol pro die bzw. 2 × 2,5 mg Mepindolol pro die über 10 Tage durchgeführt. Vor Beginn der Pharmako-Applikation sowie in täglichem Abstand nach Beginn der Behandlung erfolgte die Bestimmung der Lungenfunktion. Die Messung der mukoziliaren Clearance (Methodik siehe Th. Weiss, Änderung der mukoziliaren Clearance und des Aerosolverteilungsindex unter Betablockade bei Lungengesunden) wurde vor sowie am 5. und 10. Behandlungstag durchgeführt, der Blutdruck nach Riva Rocci gemessen, die Herzfrequenz durch Auszählen über 1 Minute. Am 6. Behandlungstag erfolgte die zusätzliche Gabe von 3 × 1 Neobiphyllin Dragees.

Ergebnisse

Untersuchung (A)

Atemwegswiderstand

Bei Patienten mit small airways dysfunction kam es in allen Gruppen zu einem geringgradigen Anstieg des mittleren Atemwegswiderstandes ohne jedoch den Normbereich zu überschreiten Abb. 2, 3, 4, 5, 6).

Ein wesentlicher Einfluß von Placebo, Mepindolol, Metoprolol oder Pindolol bei Patienten mit chronisch obstruktiver Bronchitis auf den Atemwegswiderstand ergab sich nicht (Abb. 2, 3, 4, 5, 6). Die Einnahme von 40 mg Propranolol führte dagegen zu einer Zunahme der totalen Resistance von 7,43 cm H_2O/l/sec auf 8,9 cm H_2O/l/sec 1 Stunde nach Applikation. 2 Stunden nach Einnahme des Betarezeptorenblockers betrug die mittlere totale Resistance 9,88 cm H_2O/l/sec. Die Faktoren Atemwegswiderstand / Diagnose / Gruppe, und Zeit zeigten auffällige Ergebnisse, die in ihrer Irrtumswahrscheinlichkeit so klein waren, daß sie vom Programm als $p = 0{,}0000$ ausgegeben wurden. Dies weist darauf hin, daß der Abstand der totalen Resistance abhängig ist von der Gruppe, Zeit und Diagnose.

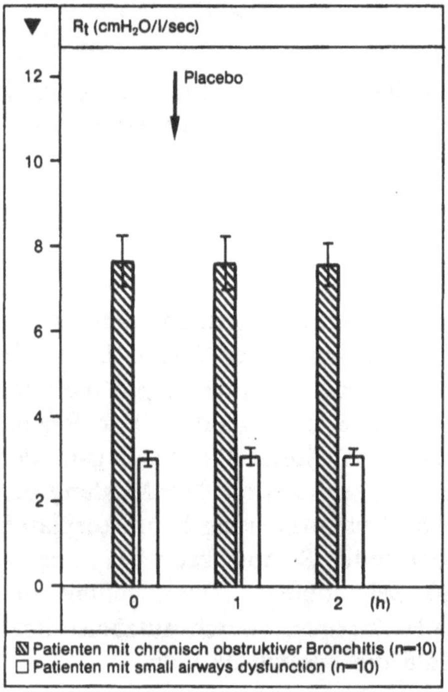

Abb. 2

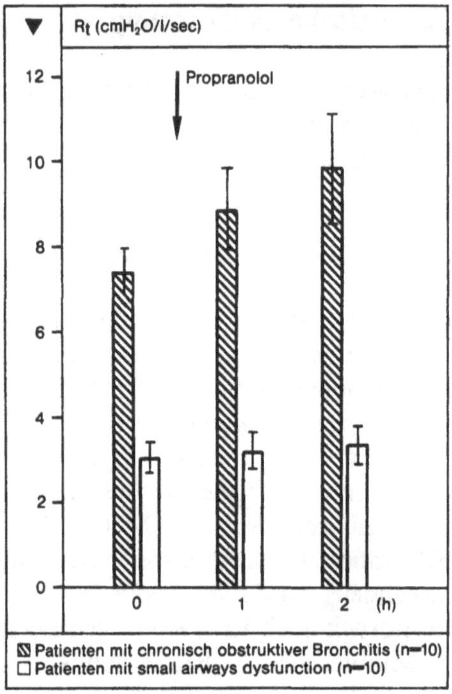

Abb. 3

Abb. 2 Mittelwerte und Standardabweichungen des Atemwegswiderstandes (Rt) vor sowie 1 und 2 Stunden nach Applikation von Placebo.

Abb. 3 Mittelwerte und Standardabweichungen des Atemwegswiderstandes (Rt) vor sowie 1 und 2 Stunden nach Applikation von 40 mg Propranolol.

Forciert exspiratorisches Volumen in der 1. Sekunde ($FEV_{1,0}$)

Bei Patienten mit chronisch obstruktiver Bronchitis verringerte das mittlere forciert exspiratorische Volumen in der 1. Sekunde von 2,47 l auf 2,07 l 2 Stunden nach Einnahme von 40 ml Propranolol. Für die drei anderen Betarezeptorenblocker bzw. Placebo traf dies nicht zu. Wesentliche Veränderungen des forciert exspiratorischen Volumen in der 1. Sekunde bei Patienten mit koronarer Herzerkrankung und small airways dysfunction traten unter Betarezeptorenblockade bzw. Placebo nicht auf.

Flußvolumenkurve

Peak exspiratorischer Fluß (PEF)

Nach Applikation von Placebo kam es weder bei Patienten mit einer small airways dysfunction oder einer chronisch obstruktiven Bronchitis zu einer

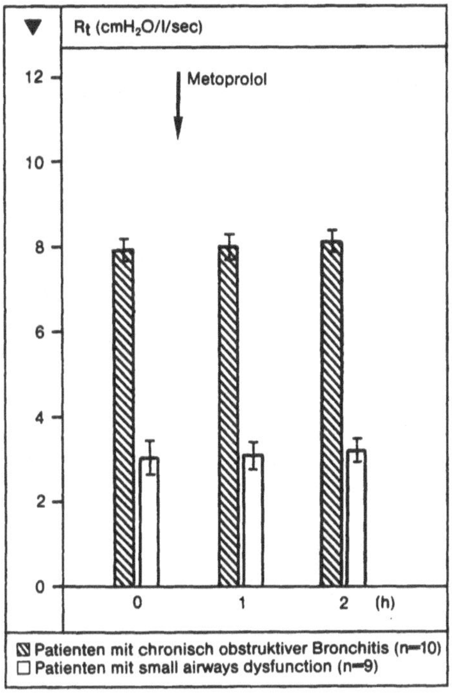

Abb. 4

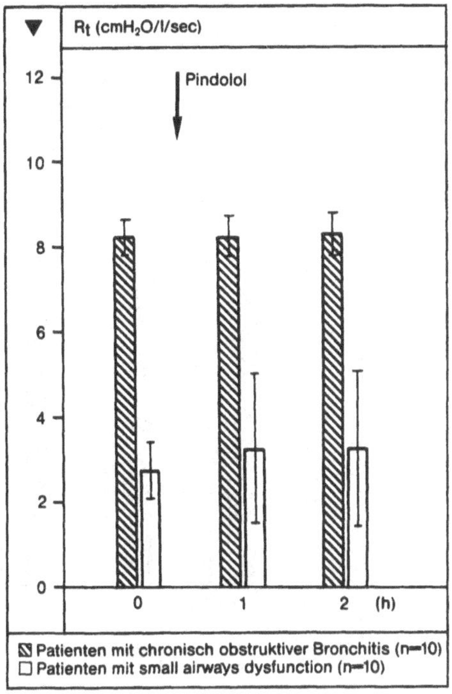

Abb. 5

Abb. 4 Mittelwerte und Standardabweichung des Atemwegswiderstandes (Rt) vor sowie 1 und 2 Stunden nach Applikation von 50 mg Metoprolol.

Abb. 5 Mittelwerte und Standardabweichungen des Atemwegswiderstandes (Rt) vor sowie 1 und 2 Stunden nach Applikation von 5 mg Pindolol.

wesentlichen Veränderung der mittleren peak exspiratorischen Flußwerte. Ebenso traten keine Veränderungen der mittleren PEF-Werte nach Applikation von Mepindolol oder Metoprolol auf. Auffällig dagegen war, daß 1 und 2 Stunden nach Applikation von 40 mg Propranolol ein Abfall der mittleren PEF-Werte bei Patienten mit einer small airways dysfunction und einer chronisch obstruktiven Bronchitis zu registrieren war. Im Gegensatz dazu ergab sich eine Zunahme der mittleren PEF-Werte 1 und 2 Stunden nach Applikation von 5 mg Pindolol bei Patienten mit einer chronisch obstruktiven Bronchitis (Tab. 1).

Die Ergebnisse der Varianzanalyse zeigen auffällige Wechselwirkungen zwischen Zeit und Art des Betarezeptorenblockers. Dies bedeutet, daß der zeitliche Verlauf der mittleren PEF-Werte abhängig ist von der Art des jeweiligen Betarezeptorenblockers.

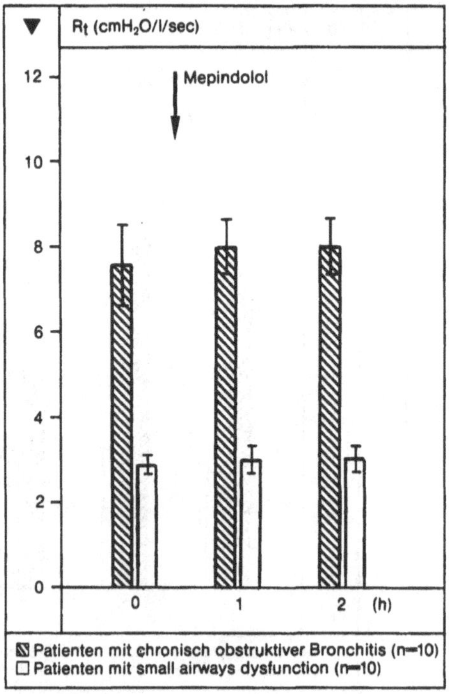

Abb. 6 Mittelwerte und Standardabweichungen des Atemwegswiderstandes (Rt) vor sowie 1 und 2 Stunden nach Applikation von 2,5 mg Mepindolol.

Tabelle 1 Peak flow (PEF) Werte vor und nach Applikation von Placebo, 40 mg Propranolol, 50 mg Metoprolol, 5 mg Pindolol, 2,5 mg Mepindolol

	KHK + small airways dysfunction			KHK + chronisch obstruktive Bronchitis		
	Leerwert $\bar{X} \pm$ S.D.	1 h $\bar{X} \pm$ S.D.	2 h $\bar{X} \pm$ S.D.	Leerwert $\bar{X} \pm$ S.D.	1 h $\bar{X} \pm$ S.D.	2 h $\bar{X} \pm$ S.D.
Placebo	6,9 1,0	6,9 1,0	6,9 1,0	6,3 0,7	6,4 0,7	6,4 0,6
Propranolol	8,0 1,4	7,6 1,4	7,2 1,4	6,5 1,2	5,5 1,2	5,3 1,0
Metoprolol	8,0 1,4	7,7 1,5	8,0 1,5	6,1 1,5	6,1 1,3	6,0 1,6
Pindolol	7,1 1,7	6,8 1,4	6,7 1,7	6,1 1,1	6,6 1,0	6,7 1,3
Mepindolol	7,4 1,5	7,1 1,1	7,5 1,3	6,6 0,8	6,6 0,6	6,5 0,8

Mittelexspiratorischer Fluß bei 75% der forcierten Vitalkapazität (MEF_{75})

Bei Patienten mit einer small airways dysfunction und mit einer chronisch obstruktiven Bronchitis kam es nach Applikation von Placebo, 2,5 mg Mepindolol, 50 mg Metoprolol oder 5 mg Pindolol nicht zu wesentlichen Veränderungen der mittleren MEF_{75}-Werte. Die Einnahme von 40 mg Propranolol führte dagegen bei Patienten mit einer small airways dysfunction und chronisch obstruktiver Bronchitis zu einem Abfall der MEF_{75}-Werte. Die Faktoren Zeit und Betarezeptorenblocker bzw. Placebo und deren Wechselwirkung zeigten auffällige Ergebnisse. Die Wechselwirkung aller 3 Faktoren (Diagnose, Betarezeptorenblocker und Zeit) zeigten ebenfalls auffällige Ergebnisse ($p = 0{,}0032$), die daraufhin deuten, daß die einzelnen Betarezeptorenblocker bzw. Placebo den zeitlichen Verlauf der MEF_{75}-Werte in Abhängigkeit von der Diagnose unterschiedlich beeinflussen.

Mittelexspiratorischer Fluß bei 50% der forcierten Vitalkapazität (MEF_{50})

Die mittleren MEF_{50}-Werte zeigten nach Applikation von Placebo, 2,5 mg Mepindolol, 50 mg Metoprolol oder 5 mg Pindolol keine wesentlichen Unterschiede. Dagegen kam es zu einer Reduzierung der mittleren MEF_{50}-Werte nach Einnahme von Propranolol. Bei Patienten mit chronisch obstruktiver Bronchitis kam es 2 Stunden nach Einnahme von Propranolol zu einem Abfall der mittleren MEF_{50}-Werte von 2,63 l/sec auf 1,47 l/sec. Wie die dazugehörige Varianzanalyse zeigt, bestehen auffällige Ergebnisse hinsichtlich der Wechselwirkung zwischen Zeit und Gruppe ($p = 0{,}0000$). Darüber hinaus bestehen Einflüsse der Betarezeptorenblocker auf den mittelexspiratorischen Fluß bei 50% der forcierten Vitalkapazität auch in Abhängigkeit von der Diagnose ($p = 0{,}0114$).

Mittelexspiratorischer Fluß bei 25% der forcierten Vitalkapazität (MEF_{25})

Im Gegensatz zu den Ergebnissen des peak exspiratorischen Flusses sowie des mittelexspiratorischen Flusses bei 75% und 50% der forcierten Vitalkapazität ergab sich bei Betrachtung der Daten des mittelexspiratorischen Flusses bei 25% der forcierten Vitalkapazität nur ein auffälliges Ergebnis für die Wechselwirkung Zeit und Gruppe, dessen Irrtumswahrscheinlichkeit bei $p = 0{,}005$ liegt. Bei Patienten mit chronisch obstruktiver Bronchitis kam es 2 Stunden nach Applikation von Propranolol zu einem Abfall der mittleren MEF_{25}-Werte von 0,98 l/sec auf 0,56 l/sec.

Die inspiratorische Vitalkapazität veränderte sich nach Applikation von Placebo bzw. den Betarezeptorenblockern nur unwesentlich. Ebenso kam es zu keinen wesentlichen Veränderungen der Totalkapazität. Nach Applikation der 4 Betarezeptorenblocker bzw. Placebo kam es zu keinen größeren Veränderungen der mittleren thorakalen Gasvolumenwerte. Lediglich bei Patienten mit chronisch obstruktiver Bronchitis führte die Applikation von 40 mg Propranolol zu einer Zunahme der mittleren TGV-Werte von 3,76 l auf 4,09 l zum zweiten Meßzeitpunkt. Wie die Ergebnisse der dazugehörigen Varianzanalyse zeigen, ergaben sich nur auffällige Unterschiede zwischen den Diagnosen. Einflüsse der Betarezeptorenblocker wurden nicht erkennbar.

flow of iso ($\dot{V}$iso)

Bei Patienten mit chronisch obstruktiver Bronchitis und small airways dysfunction kam es nach Applikation von 5 mg Pindolol zu einem geringgradigen Abfall des flow of iso (Abb. 7). Nach Applikation von Placebo, Mepindolol oder Metoprolol (Abb. 8, 9, 10) blieb dieser Lungenfunktionsparameter im

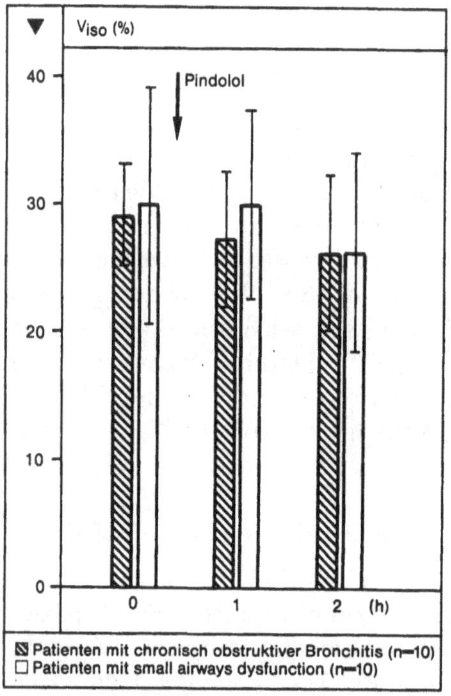

Abb. 7

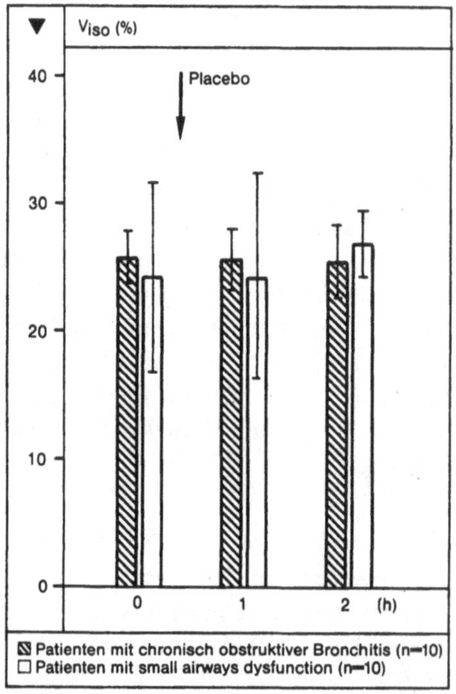

Abb. 8

Abb. 7 Mittelwerte und Standardabweichungen des flow of iso ($\dot{V}$iso) vor sowie 1 und 2 Stunden nach Applikation von 5 mg Pindolol.

Abb. 8 Mittelwerte und Standardabweichungen des flow of iso ($\dot{V}$iso) vor sowie 1 und 2 Stunden nach Applikation von Placebo.

wesentlichen unverändert. Nach Einnahme von 40 mg Propranolol kam es bei Patienten mit small airways dysfunction und chronisch obstruktiver Bronchitis zu einer Zunahme des flow of iso (Abb. 11).

Die Ergebnisse der Varianzanalyse lassen für die Wechselwirkung Zeit und Gruppe einen eindeutigen Effekt erkennen, dessen Irrtumswahrscheinlichkeit

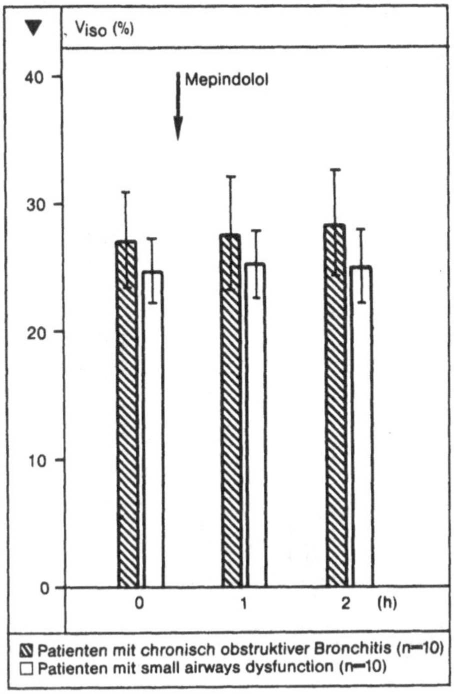

Abb. 9

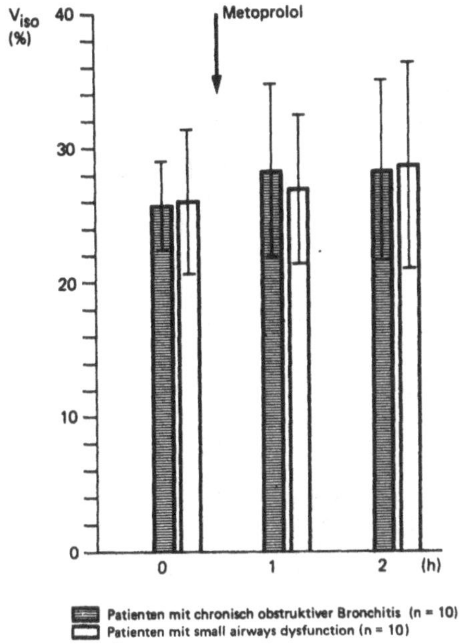

Abb. 10

Abb. 9 Mittelwerte und Standardabweichungen des flow of iso (^{V}iso) vor sowie 1 und 2 Stunden nach Applikation von 2,5 mg Mepindolol.

Abb. 10 Mittelwerte und Standardabweichungen des flow of iso (^{V}iso) vor sowie 1 und 2 Stunden nach Applikation von 50 mg Metoprolol.

bei p = 0,0000 liegt. Dies deutet daraufhin, daß der Anstieg des flow of iso zwischen den einzelnen Betarezeptorenblockern unterschiedlich ist. Wechselwirkung zwischen den Faktoren Gruppe und Diagnose zeigen auffällige Ergebnisse (p = 0,0002), die daraufhin deuten, daß der flow of iso in Abhängigkeit von Gruppe und Diagnose beeinflußt wird.

closing volume

Unter Propranolol (Abb. 12) kam es in beiden Diagnosegruppen zu einer Zunahme der mittleren closing volume-Werte. Nach Einnahme von Placebo (Abb. 13) bzw. den anderen drei Betarezeptorenblockern (Abb. 14, 15, 16) traten nur unwesentliche Schwankungen des closing volume auf. Die Ergebnisse der Varianzanalyse lassen für die Wechselwirkung Zeit und Gruppe einen eindeutigen Effekt erkennen. Die Irrtumswahrscheinlichkeit für die Wechselwirkung ist so klein, daß sie vom Programm als p = 0,0000 ausgegeben wurde.

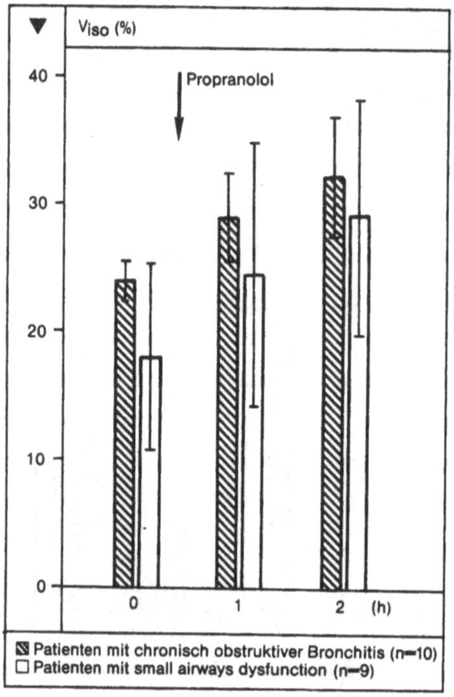

Abb. 11

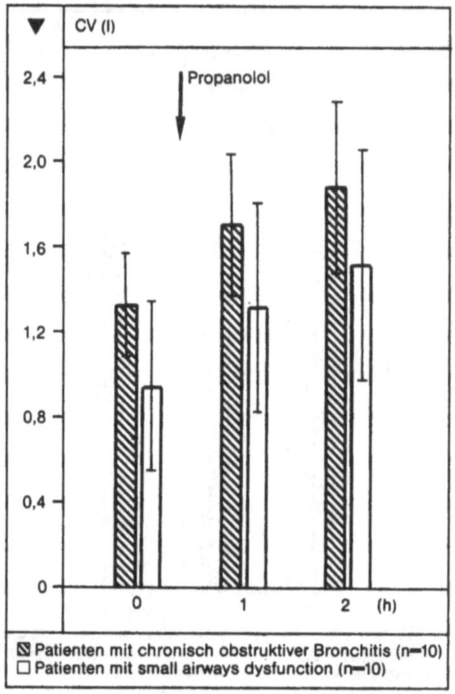

Abb. 12

Abb. 11 Mittelwerte und Standardabweichungen des flow of iso (Viso) vor sowie 1 und 2 Stunden nach Applikation von 40 mg Propranolol.

Abb. 12 Mittelwerte und Standardabweichungen des closing volume (CV) vor sowie 1 und 2 Stunden nach Applikation von 40 mg Propranolol.

Dies deutet daraufhin, daß der Anstieg des closing volume gruppen- und zeitabhängig ist. Darüber hinaus ist auch ein unterschiedlicher Einfluß der verschiedenen Betarezeptorenblocker in Abhängigkeit von der Diagnose festzustellen ($p = 0{,}0152$).

Quotient closing volume zu Vitalkapazität (CV/VC)

Bei Patienten mit einer small airways dysfunction traten nach Applikation von Placebo, 2,5 mg Mepindolol, 5 mg Pindolol und 50 mg Metoprolol nur unwesentliche Veränderungen des Quotienten CV zu VC auf (Abb. 17, 18, 19, 20). Nach Applikation von 40 mg Propranolol kam es zu einem deutlichen Anstieg der mittleren CV/VC-Werte (Abb. 21). Bei Patienten mit einer chronisch obstruktiven Bronchitis stieg 2 Stunden nach Einnahme von 40 mg Propranolol der Quotient CV/VC von durchschnittlich 28,26% auf 40,92% an (Abb. 21).

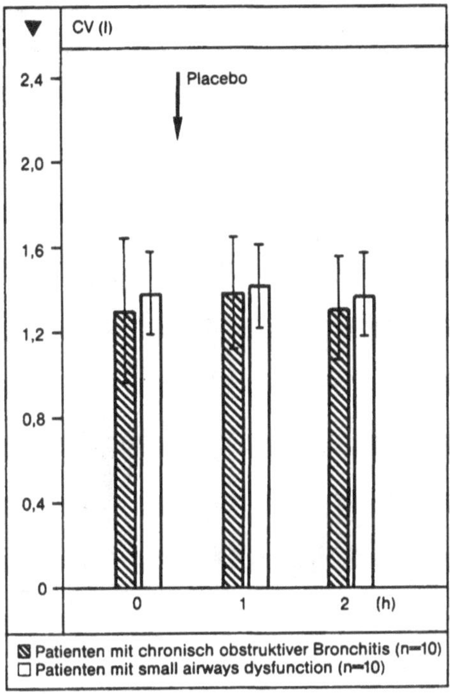

Abb. 13

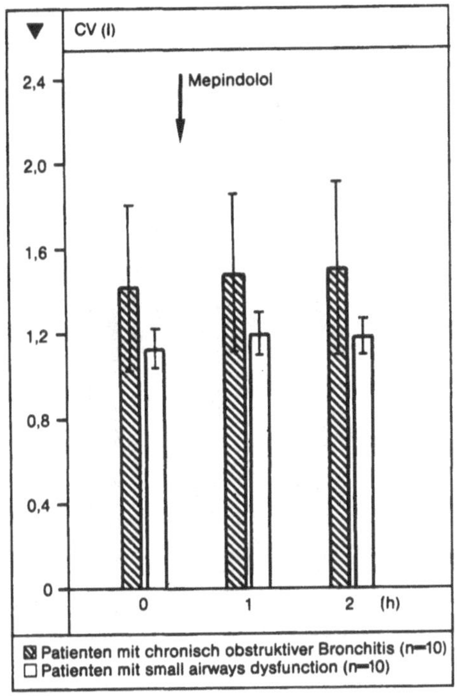

Abb. 14

Abb. 13 Mittelwerte und Standardabweichungen des closing volume (CV) vor sowie 1 und 2 Stunden nach Applikation von Placebo.

Abb. 14 Mittelwerte und Standardabweichungen des closing volume (CV) vor sowie 1 und 2 Stunden nach Applikation von 2,5 mg Mepindolol.

Die Ergebnisse der dazugehörigen Varianzanalyse lassen für die Wechselwirkung Zeit und Gruppe einen eindeutigen Effekt erkennen. Die Irrtumswahrscheinlichkeit dieser Wechselwirkung ist so klein, daß sie vom Programm als p = 0,0000 ausgegeben wurde. Dies deutet daraufhin, daß die Betarezeptorenblocker einen unterschiedlichen Einfluß auf den zeitlichen Verlauf haben. Darüber hinaus ist auch ein unterschiedlicher Einfluß der verschiedenen Betarezeptorenblocker in Abhängigkeit von der Diagnose festzustellen (p = 0,0014).

Katecholamine

Die mittleren Noradrenalinwerte lagen in Ruhe zwischen 101,8 pg/ml und 163,1 pg/ml. 2 Stunden nach Applikation von 40 mg Propranolol lagen die mittleren Noradrenalinwerte in Ruhe höher als im Vergleich zu den Ausgangswerten. Die Veränderung der Noradrenalinwerte unter Placebo bzw. den

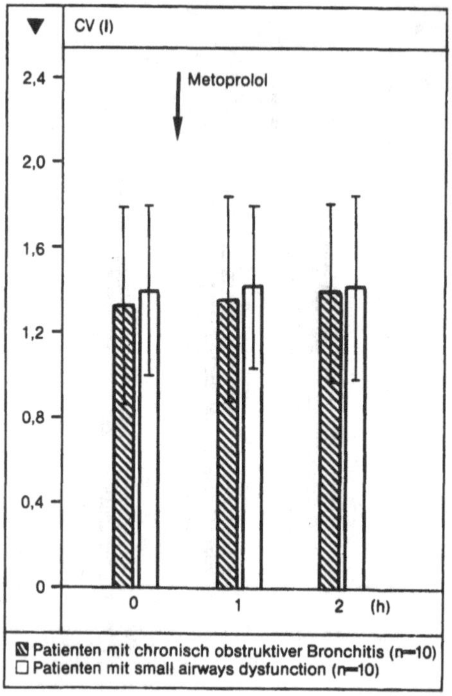

Abb. 15

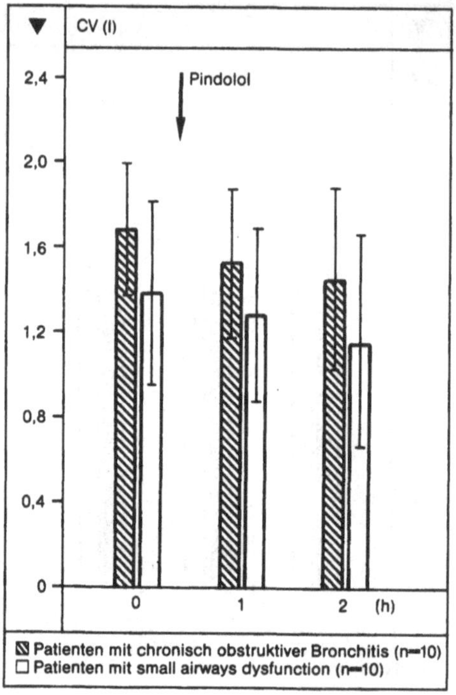

Abb. 16

Abb. 15 Mittelwerte und Standardabweichungen des closing volume (CV) vor sowie 1 und 2 Stunden nach Applikation von 50 mg Metoprolol.

Abb. 16 Mittelwerte und Standardabweichungen des closing volume (CV) vor sowie 1 und 2 Stunden nach Applikation von 5 mg Pindolol.

anderen 3 Betarezeptorenblockern war geringer (Abb. 22, 23). Die Irrtumswahrscheinlichkeit für die Wechselbeziehung Ruhe/Gruppe ließ einen eindeutigen Effekt erkennen (p = 0,0000). Dies deutet daraufhin, daß der Anstieg des Noradrenalins im Plasma in Ruhe je nach Betarezeptorenblocker unterschiedlich ist.

Ergebnisse (B)

Unter der Medikation Propranolol (Abb. 24) lagen die mittleren Atemwegswiderstände im Vergleich zum Ausgangswert signifikant höher (p = < 0,05). Unter der Zusatzmedikation mit Neobiphyllin kam es zu einem Abfall der mittleren Resistancewerte, die Ausgangswerte wurden jedoch in keinem Fall erreicht. Die am 11. Tag durchgeführte Spasmolyse mit 2 Hub Terbutalin zeigte

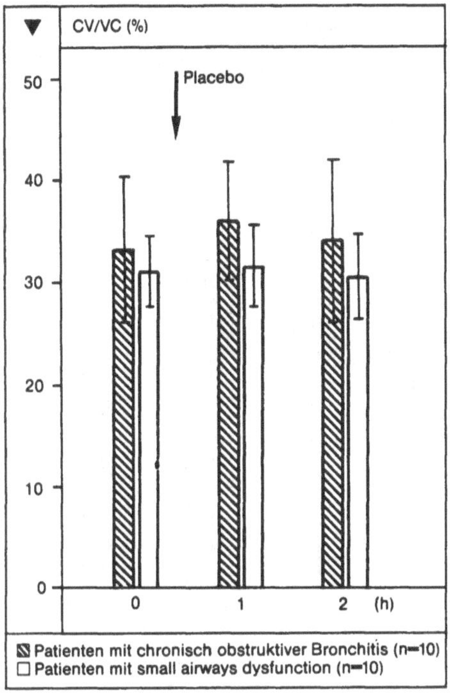

Abb. 17

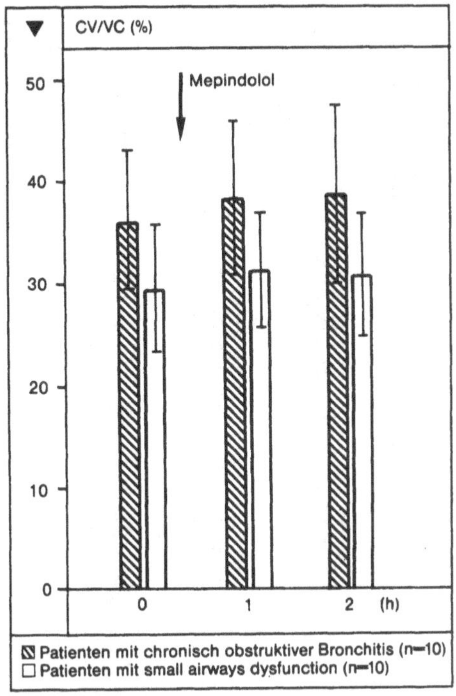

Abb. 18

Abb. 17 Mittelwerte und Standardabweichungen des Quotienten closing volume zu Vitalkapazität (CV/VC) vor sowie 1 und 2 Stunden nach Applikation von Placebo.

Abb. 18 Mittelwerte und Standardabweichungen des Quotienten closing volume zu Vitalkapazität (CV/VC) vor sowie 1 und 2 Stunden nach Applikation von 2,5 mg Mepindolol.

nur eine geringe Teilreversibilität. Unter Mepindolol (Abb. 24) war kein signifikanter Anstieg des Atemwegswiderstandes zu registrieren.

Unter der Medikation mit Propranolol (Abb. 25) kam es zu einer Reduzierung der mukoziliaren Kläreffizienz. Für die 30., 60., 90. und 120. Minute ließen sich signifikante Mittelwertdifferenzen nachweisen. Unter der Zusatzmedikation mit Neobiphyllin retard Dragees ergaben sich in der 120. Minute keine signifikanten Mittelwertdifferenzen. Die Lungenoberfeldclearance unter Mepindolol (Abb. 25) einschließlich in der Kombinationstherapie unterschied sich nicht signifikant im Vergleich zum Leerwert.

In den ersten 5 Behandlungstagen lag die Herzfrequenz unter Propranolol (Abb. 26) um 14% niedriger im Vergleich zum Ausgangswert. Der Abfall der Herzfrequenz unter Mepindolol lag um 13% (Abb. 26).

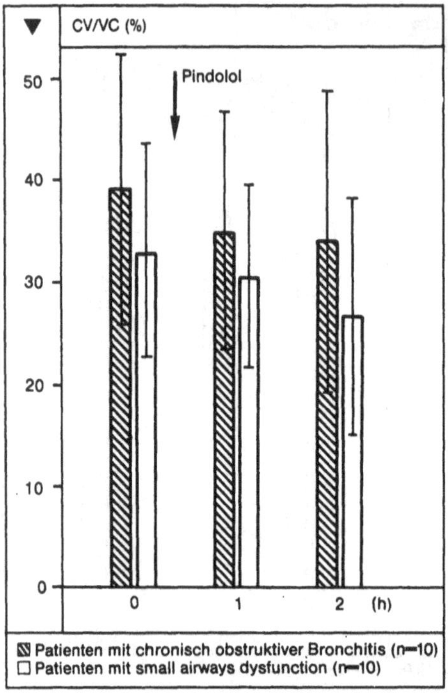

Abb. 19

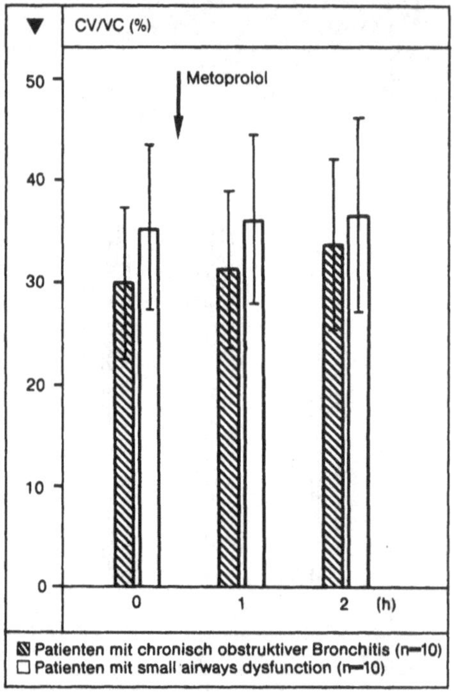

Abb. 20

Abb. 19 Mittelwerte und Standardabweichungen des Quotienten closing volume zu Vitalkapazität (CV/VC) vor sowie 1 und 2 Stunden nach Applikation von 5 mg Pindolol.

Abb. 20 Mittelwerte und Standardabweichungen des Quotienten closing volume zu Vitalkapazität (CV/VC) vor sowie 1 und 2 Stunden nach Applikation von 50 mg Metoprolol.

Der systolische Blutdruck fiel unter Propranolol um 18 – 19%, unter Mepindolol um 17%. Der Abfall der Herzfrequenz und des systolischen Blutdruckes war unter beiden Rezeptorenblockern signifikant ($p = < 0{,}05$). Unter Zusatzmedikation von Neobiphyllin retard-Dragees kam es nicht zu einem signifikanten Anstieg der Herzfrequenz oder des systolischen Blutdruckes. Signifikante Veränderungen des diastolischen Blutdruckes waren zu keinem Zeitpunkt registrierbar.

Diskussion

Die vorliegenden Daten belegen, daß der Anstieg der Resistance bzw. der Abfall des forciert exspiratorischen Volumen in der 1. Sekunde von der Art des Betarezeptorenblockers, der Diagnose und dem Zeitpunkt nach der Applikation

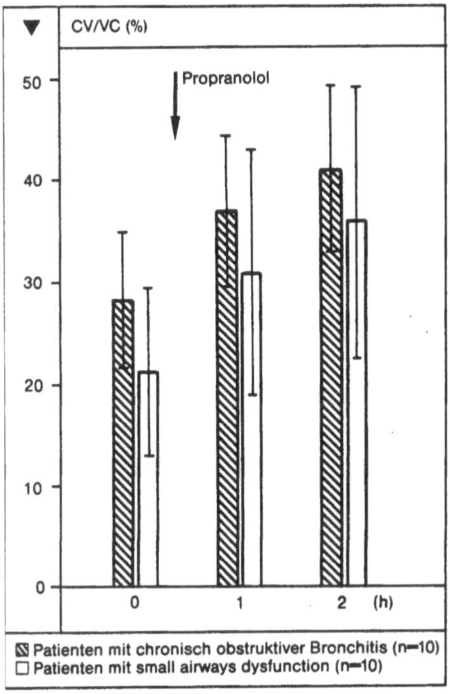

Abb. 21

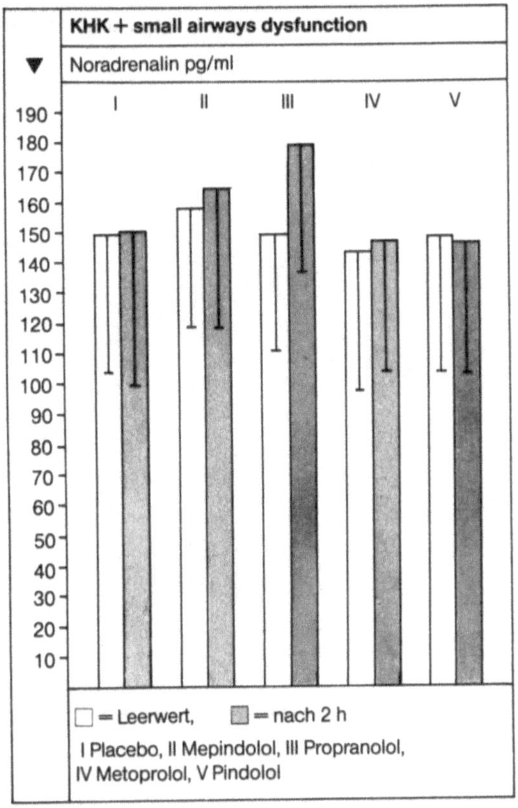

Abb. 22

Abb. 21 Mittelwerte und Standardabweichungen des Quotienten closing volume zu Vitalkapazität (CV/VC) vor sowie 1 und 2 Stunden nach Applikation von 40 mg Propranolol.

Abb. 22 Mittelwerte und Standardabweichungen des Noradrenalin vor sowie 2 Stunden nach Applikation von Placebo, 2,5 mg Mepindolol, 40 mg Propranolol, 50 mg Metoprolol, 5 mg Pindolol.

abhängig ist. 1 und 2 Stunden nach Einnahme von 40 mg Propranolol kam es bei Patienten mit chronisch obstruktiver Bronchitis zu einer deutlichen Erhöhung der totalen Resistance und Abnahme des forciert exspiratorischen Volumen in der 1. Sekunde. Dies stimmt mit den Ergebnissen anderer Autoren (24, 27, 28, 77) überein.

Die bekanntermaßen tageszeitabhängigen Schwankungen der totalen Resistance (61) müssen dabei berücksichtigt werden. Ein Unterschied zwischen dem sogenannten $beta_1$-selektiven Betarezeptorenblocker Metoprolol und den nicht organspezifischen Betarezeptorenblockern Pindolol und Mepindolol mit

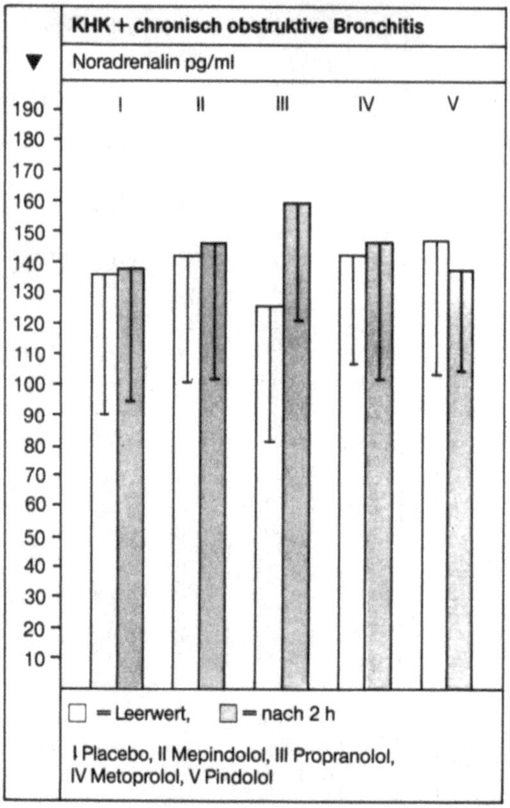

Abb. 23 Mittelwerte und Standardabweichungen des Noradrenalin vor sowie 2 Stunden nach Applikation von Placebo, 2,5 mg Mepindolol, 40 mg Propranolol, 50 mg Metoprolol, 5 mg Pindolol.

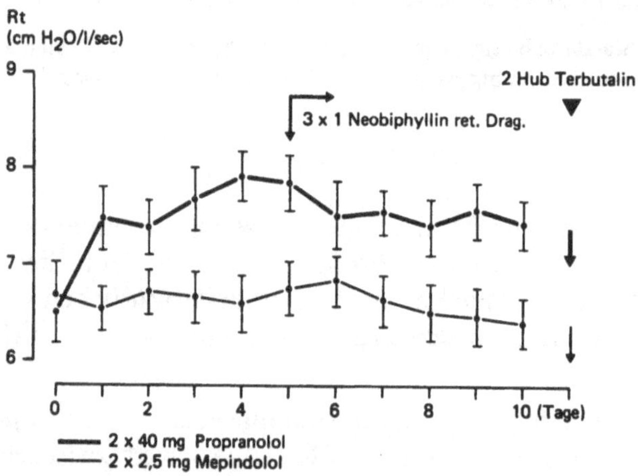

Abb. 24 Mittlerer Atemwegswiderstand (Rt) unter Medikation mit Propranolol und Mepindolol sowie deren Kombination mit Theophyllin.

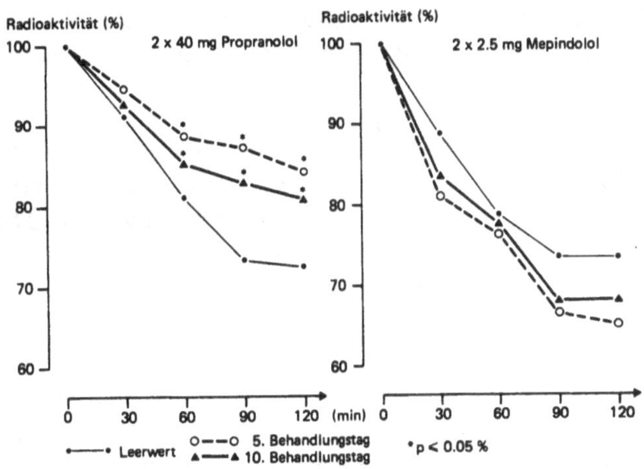

Abb. 25 Eliminationskurven des Radioaerosols unter Propranolol und Mepindolol sowie deren Kombination mit Theophyllin.

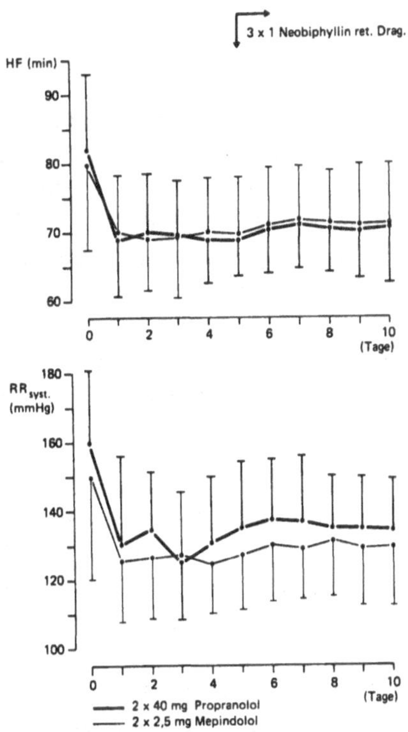

Abb. 26 Verhalten der Herzfrequenz und des systolischen Blutdruckes unter Medikation mit Propranolol bzw. Mepindolol.

adrenerger Eigenwirkung ergaben sich nicht. Daraus kann geschlossen werden, daß die Intrinsic-Aktivität eine teilprotektive Wirkung gegenüber einer Erhöhung des Bronchialtonus hat.

Das unterschiedliche Verhalten der nicht organspezifischen Betarezeptorenblokker Propranolol, Pindolol und Mepindolol könnte u. a. durch eine unterschiedliche Reizung praesynaptischer adrenerger Rezeptoren begründet sein. 2 Stunden nach Einnahme von 40 mg Propranolol lagen in dieser Gruppe die mittleren Noradrenalinwerte um 22,6% höher, unter Mepindolol um 17,7%. Nach Einnahme von 5 mg Pindolol kam es sogar zu einer Abnahme der mittleren Noradrenalinwerte um 6,1% in dieser Gruppe. Somit könnte über die vermehrte Freisetzung von Noradrenalin und der daraus resultierenden Stimulation bronchialer Alpharezeptoren eine verstärkte Bronchokonstriktion auftreten (29). Diese Annahme wird durch die gemessenen Daten bestätigt, da der Anstieg des Noradrenalins in Ruhe je nach Betarezeptorenblocker unterschiedlich war.

Während Ulmer und andere Autoren (27, 28, 58, 82, 87) keine signifikante Erhöhung der totalen Resistance unter Pindolol fanden, registrierte Wettengel (86) bei Patienten mit chronisch obstruktiver Bronchitis nach intravenöser Applikation von 5 mg Pindolol einen Abfall des forciert exspiratorischen Volumens in der 1. Sekunde. Die vorliegenden Daten bestätigen dies nicht, wobei berücksichtigt werden muß, daß das bei Wettengel (86) untersuchte Krankengut wesentlich niedrigere Ausgangswerte des forciert exspiratorischen Volumens in der 1. Sekunde hatte und der Betarezeptorenblocker Pindolol intravenös verabreicht wurde. Von Wichert (87) fand nach Applikation von 5 mg Pindolol bei Patienten mit chronischer Bronchitis keine signifikante Zunahme der totalen Resistance. Jedoch konnte von Wichert anhand weitergehender Untersuchungen (88) zeigen, daß bei Patienten mit chronisch obstruktiver Bronchitis Betarezeptorenblocker die totale Resistance und das forciert exspiratorische Volumen in der 1. Sekunde unterschiedlich beeinflussen, je nach Ausmaß der Hyperreaktivität des Bronchialsystems bzw. der betaadrenergen Insuffizienz.

Die eigenen Daten belegen, daß bei Patienten mit small airways dysfunction und koronarer Herzerkrankung die mittleren totalen Resistancewerte nach Applikation aller vier Betarezeptorenblocker im Normbereich lagen. Dabei muß jedoch berücksichtigt werden, daß von der bodyplethysmographisch gemessenen Resistance nur 0,5 bis 1,0 cm H_2O/1/sec auf das periphere Bronchialsystem entfallen (54). Da der Gesamtquerschnitt des Bronchialsystems nach der Peripherie hin zunimmt, spiegelt die Resistance allein nur wenig über die Reaktivität des gesamten Bronchialsystems wieder. Einflüsse der untersuchten Betarezeptorenblocker auf statistische Lungenvolumina ließen sich nicht erkennen.

Da bei den hier untersuchten Patienten Einflüsse einer linksventrikulären Myokardinsuffizienz auf das closing volume oder Parameter der Flußvolumenkurve (1, 23, 25, 26, 47, 59, 60, 72, 80) nicht bestanden, weisen die Daten daraufhin, daß es unter Propranolol bei Patienten mit einer small airways dysfunction zu einer Erhöhung des peripheren Atemwegswiderstandes kommt. Die Veränderung der Flußvolumenkurve nach Propranolol-Applikation deutet daraufhin, daß ein equal pressure point erzeugt wird bzw. dieser in Richtung der kleinen Bronchien vorgeschoben wird. Es dürfte unter Betablockade mit Propranolol eine periphere Widerstandszone mit Verlagerung des equal pressure points entstehen. Der unterschiedliche Einfluß der Betarezeptorenblocker auf die kleinen Atemwege wird u. a. erkennbar, wenn die Flußvolumenkurve bei Atmung mit Gasgemischen unterschiedlicher Dichte registriert wird. Bei ungestörter Atemmechanik wird der Fluß bei Atmung mit einem Gasgemisch geringerer Dichte über den größten Teil der Vitalkapazität größer sein.

Bei Einengung der kleinen Atemwege verliert sich der Zuwachs (point of iso) (6, 15, 20, 32, 33, 50, 73, 78). Der flow of iso wird von den Betarezeptorenblockern unterschiedlich beeinflußt. Unter Propranolol kommt es zu einer Verschiebung des point of iso zu relativ hohen Lungenvolumina, der equal pressure point verschiebt sich in Richtung der kleinen Atemwege. Ebenso kam es unter Propranolol zu einer Erhöhung des closing volume sowie des Quotienten closing volume zur Vitalkapazität.

Die für das Plasma Noradrenalin bestimmten mittleren Werte in Ruhe liegen an der unteren Grenze der in der Literatur als Normwerte angegebenen Daten (51). Obwohl da Prada und Zürcher (69) die Stabilität der Katecholamine im Plasma, gelagert bei minus 70 °C, über einen längeren Zeitraum nachgewiesen haben, zeigen andere Autoren (65), daß der Gehalt der Plasmakatecholamine mit der Lagerungszeit abnimmt. Dies könnte auch hier zu einem geringfügigen Teil geschehen sein. In der mit Propranolol behandelten Gruppe kommt es im Vergleich zu Placebo 2 Std. nach Medikation zu einem Anstieg der Noradrenalinwerte. Auch Planz und Mitarbeiter (66) konnten 1978 diesen Noradrenalinanstieg nach 3-wöchiger Propranololbehandlung nachweisen. In den folgenden Jahren konnten diese Befunde bestätigt werden (7, 48). Als Mechanismus für die vermehrte Katecholaminfreisetzung trotz verminderter Herzfrequenz und des Ruheblutdruckabfalls scheint eine Hemmung der Wiederaufnahme des freigesetzten Noradrenalins durch die Zellmembran in Speichervesikel, bedingt auch durch die geringe Propranololkonzentration, unwahrscheinlich (45). Aus dem gleichen Grunde scheint auch eine Blockade der katecholaminabbauenden Enzyme – Monoaminoxydase und Katechol-O-Methyltransferase – wenig wahrscheinlich. Eine durch direkte zentrale Wirkung des Propranolol bewirkte periphere Noradrenalinfreisetzung der Katecholamine ist umstritten (68).

Diskutiert wurden nach Propranolol auch eine verminderte Leberdurchblutung und damit ein geringerer Katecholaminabbau in der Leber als Ursache für die Noradrenalinerhöhung durch Propranolol im Plasma (67, 70).

Auch unter Mepindololbehandlung kam es zu einer, wenn auch geringgradigen, Erhöhung der Noradrenalinwerte in Einzelfällen. Behandlungen mit Betasympathikolytika, die eine starke intrinsische Aktivität besitzen, sollen nach Arbeiten von Brecht (14) und Gavras (43) im Vergleich mit Placebobehandlung keine Erhöhung des Plasma-Noradrenalins in Ruhe und unter Belastung verursachen. Eine mögliche Erklärung wäre eine durch Intrinsic-Aktivität des Betasympathikolytikums am Rezeptor hervorgerufene sympathikomimetische Eigenwirkung, die über ein Rückkoppelungsmechanismus die Noradrenalinausschüttung vermindert. Die Behandlung mit den sogenannten kardioselektiven Betarezeptorenblocker Metoprolol beeinflußt die Plasma-Noradrenalinspiegel nicht. Diese Ergebnisse stimmen mit den Befunden von Franz und Mitarbeitern (38, 40) überein. Der Betarezeptorenblocker Pindolol zeigt in der vorliegenden Studie keinen Einfluß auf die Noradrenalinspiegel. Dies steht in Übereinstimmung mit den Ergebnissen von Brecht (14) und Gavros (43). Würde man die fehlende Wirkung von Pindolol auf die Plasma-Noradrenalinspiegel als Folge der starken Intrinsic-Aktivität dieses Betarezeptorenblockers ansehen, so könnte man annehmen, daß zumindest nach seinem Einfluß auf das Plasma-Noradrenalin Mepindolol eine geringere Intrinsic-Aktivität besitzt. Die Rolle der Katecholamine bei der Stimulierung adrenerger Rezeptoren der glatten Muskulatur des Bronchialbaumes wird unterschiedlich beurteilt (5, 7, 8, 64, 71). Weitgehend gesichert ist, daß durch Blockade der betaadrenergen Rezeptoren eine Bronchokonstriktion auftritt (86, 88), die durch Betasympathikomimetika antagonistisch beeinflußt wird (87).

Unterschiedlich wird jedoch die Rolle der Alpharezeptoren bei der Auslösung einer Bronchokonstriktion beurteilt (7, 8, 71). Reinhardt und Mitarbeiter (71) haben bei Kindern mit Anstrengungsasthma unmittelbar nach körperlicher Belastung einen wesentlich stärkeren Anstieg des Plasma-Noradrenalins als bei Kindern ohne Anstrengungsasthma gefunden. Alpharezeptorenblockade verursacht eine Abnahme der Bronchokonstriktion, woraus diese Autorengruppe schloß, daß vermehrt freigesetztes Noradrenalin über eine Stimulation bronchialständiger Alpharezeptoren bronchokonstriktorisch wirkt. Dies stimmt mit eigenen Befunden überein (29). Beill und Mitarbeiter (7, 8) hingegen fanden bei Patienten mit asymptomatischem exogenen allergischem Asthma bronchiale keine signifikante Korrelation zwischen dem Noradrenalinspiegel nach Belastung und belastungsinduzierter Bronchokonstriktion. Eine abschließende Beurteilung der Rolle der Erhöhung des Plasmanoradrenalins durch die Betarezeptorenblockade auf die Lungenfunktion ist aufgrund der vorliegenden Befunde nicht entgültig möglich.

Neben der Therapie der koronaren Herzerkrankung ist eine Behandlung der chronisch obstruktiven Bronchitis erforderlich (31). Seit Theohpyllin in Form oraler retardierter Präparate verfügbar ist, kann von einer besseren Resorption des Pharmakons ausgegangen werden (2, 21). Theophyllin hat ein außerordentlich breites Wirkungsspektrum. Neben seiner bronchospasmolytischen, antiallergischen, atemanaleptischen Wirkung sowie der Aktivierung der mukoziliaren Clearance, den Hauptwirkungskomponenten des Theophyllins bei der Behandlung von Bronchialobstruktionen, kommt der positiv inotropen, der diuretischen und vasodilatatorischen Wirkungskomponente synergistische Bedeutung zu. Zentrale Bedeutung bei der Wirkung des Theophyllins kommt neben der Phosphodiesterase dem intrazellulären ATP und cAMP, dem Energiereservoir der Zelle, zu.

Der bronchodilatatorische Effekt der Dreifachkombination Theophyllin-Diprophyllin und Proxiphyllin (TDP) in Form des Neobiphyllin retard-Dragees ist durch Untersuchungen (3,85) belegt. Da bei keinem der untersuchten Patienten Nebenwirkungen wie Übelkeit oder Tachykardie auftraten, kann davon ausgegangen werden, daß in keinem Fall eine Überdosierung vorlag. Dafür sprachen auch die gemessenen Theophyllinspiegel, die um 7,5 μg/ml lagen. Die Steigerung der Kläreffizienz des mukoziliaren Systems durch Sympathikomimetika und Theophyllin ist gesichert (35, 79, 84).

Neuere Untersuchungen belegen eine Beeinträchtigung der mukoziliaren Clearance über eine Hemmung betaadrenerger Rezeptoren und sympathikolytischer Therapie (30, 55). Unsere Untersuchungen zeigen, daß selbst bei Lungengesunden durch Applikation mit dem Betarezeptorenblocker Propranolol mit einer $Beta_1$- und $Beta_2$-Affinität die mukoziliare Clearance negativ beeinflußt wird. Die Intrinsic-Aktivität des Betarezeptorenblockers Mepindolol übt dagegen eine Teilprotektion gegenüber einer Beeinträchtigung der mukoziliaren Clearance aus. Selbst die Kombinationstherapie aus einem sogenannten universellen Betablocker plus TDP hat keine Besserung der Lungenfunktion und der mukoziliaren Clearance zur Folge. Möglicherweise war auch die tägliche TDP-Dosis zu niedrig angesetzt. Andererseits konnte auch die Inhalation von zwei Hub Terbutalin nur eine Teilreversibilität in der Propranololgruppe erbringen. Die Befunde zeigen erneut (22, 29), daß Betarezeptorenblocker mit einer $beta_1$- und $beta_2$-Affinität ohne ISA vom Typ Propranolol nicht appliziert werden sollten. Dagegen erscheint die Nebenwirkungsrate von Betablockern mit einer ISA vom Typ Mepindolol geringer. Jedoch können auch Betarezeptorenblocker mit einer ISA oder Betarezeptorenblocker mit einer überwiegenden $beta_1$-Affinität bei Patienten mit Asthma bronchiale einen lebensbedrohlichen Zustand verursachen.

Da auch die Kombinationstherapie eines Betarezeptorenblockers mit einem Sympathikomimetika (22) und/oder einem Theophyllinpräparat keinen absoluten Schutz für eine plötzlich auftretende Bronchokonstriktion darstellt, sollten Formen der chronisch obstruktiven Atemwegserkrankung, die mit spastischen Zuständen verbunden sind, grundsätzlich nicht mit Betablockern behandelt werden. Die Funktionsfähigkeit des Reinigungssystems der Lunge ist vom Synergismus von Zilien und Mukus abhängig, wobei die Störung bereits eines der beiden Strukturen zu einer Beeinträchtigung der Transporteffizienz des gesamten Systems führt. Die negative Beeinflussung des bronchialen Selbstreinigungssystems durch Propanolol ist von erheblicher klinischer Bedeutung, da dieser Betarezeptorenblocker besonders auch im angloamerikanischen Raum zu den in seiner Substanzklasse immer noch am häufigsten eingesetzten Präparaten zählt. Störungen des mukoziliaren Systems erscheinen am Anfang der pathophysiologischen Kette zu stehen, die mit der einfachen Raucherbronchitis beginnt und mit dem bronchopulmonal induzierten Rechtsherzversagen endet. In dieser Situation würde die Medikation mit einer clearancehemmenden Substanz eine Progredienz bzw. das Auftreten bronchopulmonaler Begleiterkrankungen begünstigen.

Besonders gefährdet dürften Patienten mit hyperreagiblem Bronchialsystem sein, die sich in einem symptomfreien Intervall befinden. Diese Patientengruppe ist nur schwer zu erkennen. Betarezeptorenblocker können hier unerwartet zu schweren Bronchokonstriktionen führen und einen lebensbedrohlichen Zustand hervorrufen. Im folgenden Beispiel wurde eine 44-jährige Patientin wegen Rhythmusstörungen mit einem sogenannten kardioselektiven Betablocker behandelt. Die Patientin entwickelte unter der Therapie morgens zunächst leichtere dann schwerere Anfälle von Luftnot. Es erfolgte eine Zusatzmedikation mit einem oralen Theophyllinpräparat.

Trotz der Kombinationstherapie bestanden weiterhin morgentliche Anfälle von Luftnot, die durch einen Abfall der peak flow-Werte objektiviert wurden (Abb. 27). Die Theophyllin-Serumkonzentrationen lagen im therapeutischen Bereich. Erst nach Absetzen des Betarezeptorenblockers bestand wieder Beschwerdefreiheit.

Dieser kasuistische Beitrag zeigt, wie schwer es ist, Risikopatienten zu erkennen. Patienten im symptomfreien Intervall mit hyperreagiblem Bronchialsystem können durch unspezifische oder spezifische Reizung mit einem schweren Bronchospasmus reagieren. Eine ausfürliche Anamnese vor Applikation eines Betarezeptorenblockers sollte grundsätzlich erfolgen (Tab. 2). Angaben wie Husten, Auswurf oder Niesattacken müssen als Hinweis auf eine mögliche Atemwegserkrankung gelten. Stationäre Behandlung wegen Atembeschwerden oder Allergentestung im Kindesalter – an die der Patient sich so recht nicht mehr erinnern kann – sollten zur größten Vorsicht mahnen. In diesen Fällen sollte von einer Betarezeptorenblocker-Therapie – unabhängig von der Wirkungsqualität des Betablockers – Abstand genommen werden. Sollte die

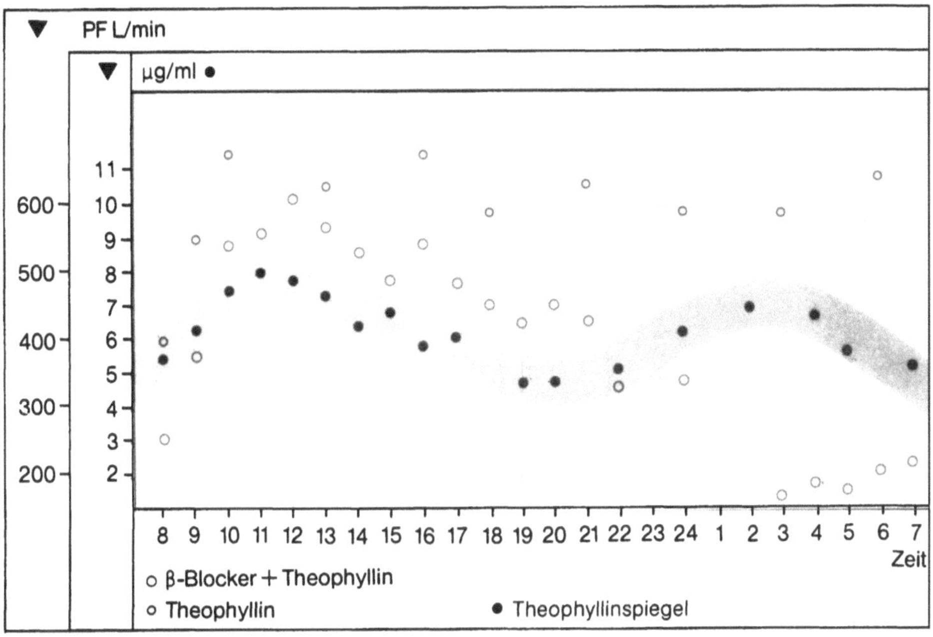

Abb. 27

Betablockertherapie gegenüber anderen Substanzen jedoch erhebliche Vorteile bieten (z. B. koronare Herzerkrankung und Belastungshypertonie), muß zunächst ein Pneumologe hinzugezogen werden. Lungenfunktionsprüfung vor und nach Applikation eines Betarezeptorenblockers (zur Provokation sollte grundsätzlich Propranolol verwandt werden) in der Klinik sind minimale Anforderungen. Lungenfunktionsanalytisch sollte neben der Bestimmung der 1-Sekundenkapazität und der totalen Resistance auch die Flußvolumenkurve bestimmt werden. Der maximal mittlere exspiratorische Fluß scheint ein äußerst sensibler Parameter zu sein. Zu bedenken ist jedoch, daß auch mit der Lungenfunktionsprüfung Responder von Non-Respondern nicht immer getrennt werden können. Weitergehende diagnostische Maßnahmen sollten dem Pneumologen vorbehalten bleiben.

Literaturverzeichnis

(1) Agstoni E., Fenn W. O.: Velocity of muscle shortening as a limiting factor in respiratory air flow. J. Appl. Physiol. 15, 349–353 (1960)

(2) Ahrens J.: Die klinische Pharmakologie des Theophyllins. Die medikamentöse Behandlung der obstruktiven Atemwegserkrankung. Wiener Symposium 107 (1978)

(3) Albrecht H., Messerli C., Scherrer M.: The efficacy of Neo-Biphyllin® retard in asthmatic patients – a Theophylline slow-releasing coated tablet. Pneumologie 153, 177 (1976)

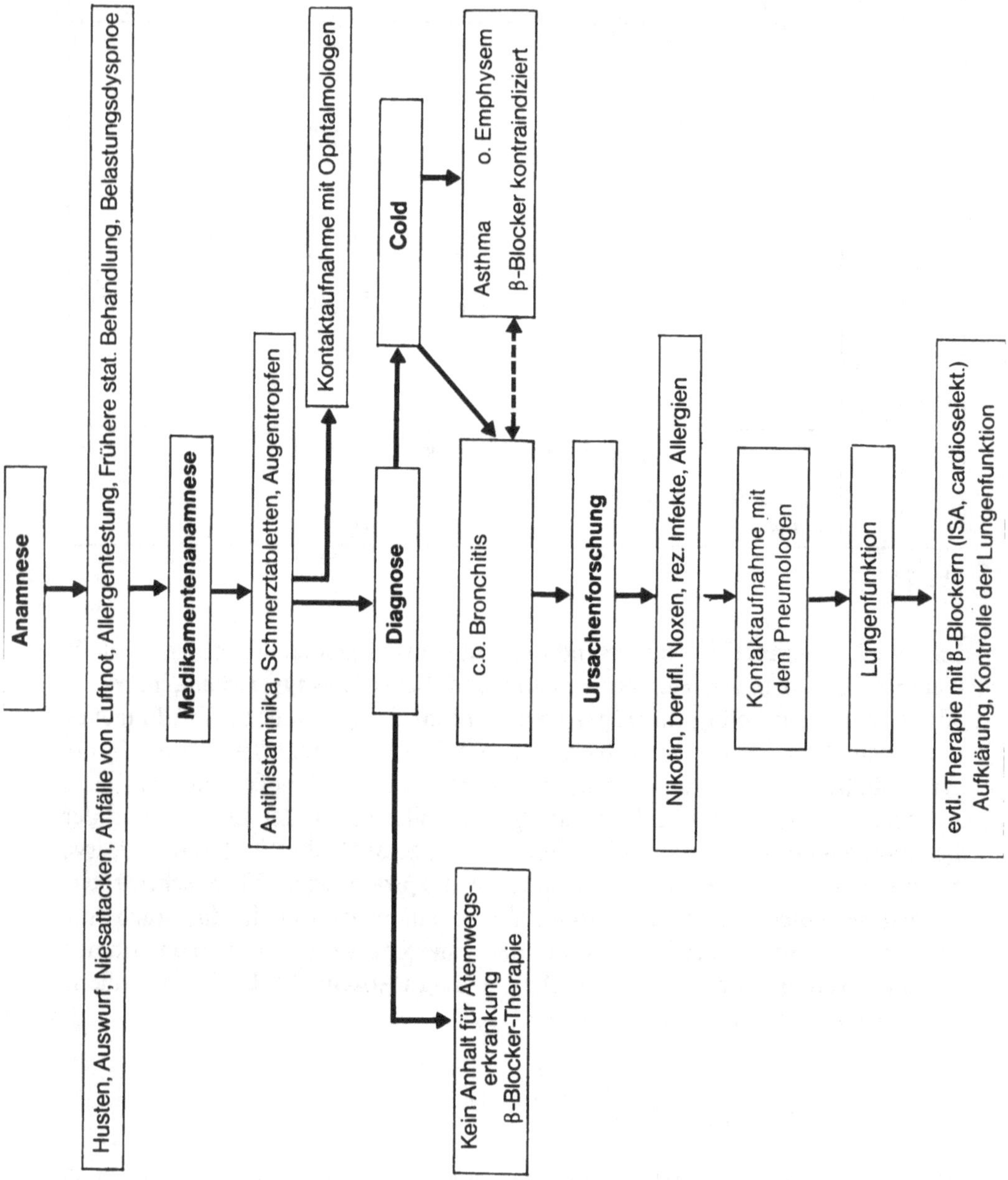
Anamnese
Husten, Auswurf, Niesattacken, Anfälle von Luftnot, Allergentestung, Frühere stat. Behandlung, Belastungsdyspnoe
Medikamentenanamnese
Antihistaminika, Schmerztabletten, Augentropfen
Kontaktaufnahme mit Ophtalmologen
Diagnose
Cold
Asthma o. Emphysem
β-Blocker kontraindiziert
c.o. Bronchitis
Kein Anhalt für Atemwegs-erkrankung
β-Blocker-Therapie
Ursachenforschung
Nikotin, berufl. Noxen, rez. Infekte, Allergien
Kontaktaufnahme mit dem Pneumologen
Lungenfunktion
evtl. Therapie mit β-Blockern (ISA, cardioselekt.)
Aufklärung, Kontrolle der Lungenfunktion

Tab. 2

(4) Antic R., Macklem P. T.: The influence of clinical factors on site of airways obstruction in asthma. Amer. Rev. of Resp. Dis. 114, 851 – 859 (1976)

(5) Barnes P., Gerald G. F., Brown M., Dollery C.: Nocturnal asthma and changes in circulating spinephrine, histamine and cortisol. New Engl. J. of Med. 31, 263 – 267 (1980)

(6) Barnett T. B.: Effects of helium and oxygen mixtures on pulmonary mechanics during airway cnstriction. J. Appl. Physiol. 22, 707 – 713 (1967)

(7) Beil M., Brecht H. M., Rasche B.: Plasma catecholamines in exercise induced bronchoconstriction. Klin. Wschr. 55, 577 – 581 (1977)

(8) Beil M., de Kock M. A.: Role of alpha-adrenergic recptors in exercise induced bronchoconstriction. Respir. 35, 78 – 86 (1978)

(9) Benfey B. G., Greeff K., Heeg E.: Evaluation of sympathetic beta-receptor blockade by recording the rate of ventricular pressure rise in cab. Brit. J. Pharmag. Chemother. 30, 23 – 29 (1967)

(10) Bestermann E. M., Comerford M. B.: Relative activity of atenolol and metoprolol. Brit. Med. J. II 1, 260 (1977)

(11) Björntorp P.: Treatment of angina pectoris with b-receptor blockade, mode of action. Acta Med. Scand. 184, 259 – 262 (1968)

(12) Bohlig H.: Lungenemphysem und akute Lungenblähung. In: Schinz H. R., Baensch W. E., Frommhold E., Glauner R., Uehlinger E., Wellauer J. (Hrsg.): Lehrbuch der Röntgendiagnostik, Bd. IV, Teil 2, 181 – 204, 1973

(13) Bonelli J., Hörtnagl H., Brücke Th., Magometschnigg D., Lochs H., Kaik G.: Effect of calculation stress on hemodynamic and plasma catecholamines before and after β-blockade with Propranolol (Interal) and Mepindolol sulfate (Corindolan). Europ. J. Clin. Pharmacol. 15, 1 – 8 (1979)

(14) Brandes J. W., Körst H. A., Littmann K. P.: Herzinfarkt nach plötzlichem Absetzen eines Betablockers. Münchn. med. Wschr. 122, 1559 – 1569 (1980)

(15) Brooks S. M., Zipp T., Barber M., Carson A.: Measurements of maximal expiratory flow rates in cigarette smokers and nonsmokers using gases of high and low densities. Amer. Rev. of Resp. Dis. 118, 75 – 81 (1978)

(16) Buist A. S., Nagy M. M.: Relationship between smoking and the single breath nitrogen washout. Scan. J. of Resp. Dis., Suppl. 95, 108 – 116 (1976)

(17) Cannel W. B., Cstelli W. P., Gordon T., McNamara P. M.: Serum cholesterol, lipopreteins in the risk of coronary heart disease. The framingham study. Ann. Intern. Med. 74, 1 – 12 (1971)

(18) Clutter W., Bier O., Shah S., Cryer P.: Epinephrine: plasma metabolic clearance rates and physiologic treshold for metabolic and hemodynamic actions in man. J. Clin. Invest. 66, 94 – 101 (1980)

(19) Dean C. R., Maling T., Dargic H. J., Reid J..L., Dollery C. T.: Effect of Propranolol on plasma norepinephrine during sodium nitroprusside-induced hypotension. Clin. Pharmacol. Ther. 27, 156 – 164 (1980)

(20) Despas P. M., Leroux M., Macklem P. T.: Site of airway obstruction in asthma as determined by maesuring maximal expiratory flow breathing air and a helium-oxygen-mixture. J. of Clin. Invest. 51, 3235 – 3243 (1972)

(21) Dorow P.: Die Wirkung eines oralen Aminophyllin-Präparates mit Retardwirkung auf die Atemwegswiderstände und arteriellen Blutgase bei obstruktiven Atemwegserkrankungen. Arzneim.-Forsch./Drug. Res. 28, 853 (1978)

(22) Dorow P., Ohlmeier H., Schmutzler H.: Der Einfluß von Acebutolol, Pindolol, Mepindolol und Propranolol auf einige Lungenfunktionsparameter bei Lungengesunden und Patienten mit chronisch obstruktiver Bronchitis. Z. Kardiol. 5, 83 (1978)

(23) Dorow P.: The effect of the acute left ventricular insufficiency upon the small airways. ICRS Med. Sci. Respiratory System 7, 309 (1979)

(24) Dorow P., Schiess W.: Influence of Ketotifen on the airway responsiveness in asthmatics. Journal of Asthma, 21(2), 81–88 (1984)
(25) Dorow P., Ohlmeier H., Schmutzler H.: The relation between haemodynamics and obstruction in the large and small airways in patients with mitral valve disease. Bull. Europ. Physiopathol. Resp. 16, 1, 78 (1980)
(26) Dorow P., Ohlmeier H., Schlichting K., Weber H.-J., Witte G., Schmutzler H.: Relation between closing volume and left ventricular insufficiency in patients with myocardial infarction. World Congress of Cardiology, Tokyo, Abstract 221, 1979
(27) Dorow P., Schmutzler H.: The influence of Acebutolol, Pindolol and Propranolol on resistance in the small and large airways in patients with chronic obstructive bronchitis and in patients without pulmonary disease. Excerpta medica 27–31 (1980)
(28) Dorow P., Schmutzler H.: The influence of beta-adrenergic blockers (Propranolol, Pindolol, Mepindolol, Acebutolol) of the bronchial obstruction on patients suffering from COLD. VIII. Asian-Pacific Congress of Cardiology, Bankog, Abstract 118, 1979
(29) Dorow P.: The role of alpha-receptors in bronchoconstriction induced ba beta-blockade. Respiration 43, 359 (1982)
(30) Dorow P., Weiss Th., Felix R., Schmutzler H., Schiess W.: Influence of Propranolol, Metoprolol and Pindolol on mucociliary clearance in patients with coronary heart disease. Respiration, 45: 286 (1984)
(31) Dorow P.: Pharmakotherapie der Atmungsorgane. In: Kuemmerle H.-P., Hitzenberger G., Spitzy K.-H. (Hrsg.) Klinische Pharmakologie. Ecomed, 1984
(32) Dosman J., Bode F., Urbanetti J., Martin R., Macklem P. T.: The use of helium-oxygen micture during maximum expiratory flow to demonstrate obstruction in small airways in smokers. J. Clin. Invest. 55, 1090–1099 (1975)
(33) Dull W. L., Secker-Walker Rh.: Helium-oxygen flow volume curves in young healthy adults. Resp. 38, 18–26 (1979)
(34) Engelmann K., Portnoy B., Lovenberg W.: A sensitive and specific double-iotope derivation method for the determination of catecholamines in biological specimens. Amer. J. Med. Sci. 255, 259–268 (1968)
(35) Felix R., Hedde J. P., Zwicker H. J., Winkler C.: Mukoziliare Klärfunktion unter beta-adrenerger Stimulation mit Fenoterol. Prax. u. Klin. d. Pneumologie 32, 777 (1978)
(36) Ferlinz R.: Chronische Bronchitis und Emphysem. Med. Welt 34, 1306–1308 (1981)
(37) Ferlinz R.: Lungen- und Bronchialerkrankungen. Ein Lehrbuch der Pneumologie. Heft 2, Thieme, Stuttgart 1974
(38) Flach A., Sasidharan Nair M. R., Duvernoy W. F. C.: Propranolol withdrawal and myocardial infarction. J. Amer. Med. Ass. 245, 342 (1981)
(39) Franz J.-W., Lohmann F. W., Koch G.: Excessive plasma dopamine increase at rest and during exercise after long-term beta-adrenoceptor blockade in hypertensive patients. Brit. Heart J. 44, 25–29 (1980)
(40) Franz J.-W., Lohmann F. W., Koch G.: Differential effects of long-term cardioselective and non-selective beta-receptor blockade on plasma catecholamine during after physical exercise. J. Cardiovas. Pharmacol. 2, 35–44 (1980)
(41) Frik W., Hesse R., Zeilhofer R.: Die Röntgendiagnostik des Lungenemphysems. Vergleich mit spirometrischen und blutgasanalytischen Untersuchungen. Fortschr. Röntgenstr. 88, 125–133 (1958)
(42) Ganten D., Dietz R., Luth B., Gross F.: Beta-adrenerge Blocker und Hochdruck. Thieme, Stuttgart 1976, S. 1–210
(43) Gavras J., Gavras H., Tifft C. P., Kershaw G. R., Bresnahan: Effect of pindolol on blood pressure, plasma, renin activity, and catecholamines in hypertensive patientes. J. Clin. Pharmacol. 21, 79–83 (1981)

(44) Gotzen R., Lohmann F. W.: Hoher Blutdruck. Springer Verlag, Berlin 1979
(45) Grobecker H., Becker H. J., Lutz E., Planz G., Wiethold G., Petersen P.: Untersuchungen zur Bestimmung der spezifischen und unspezifischen Wirkung von β-Sympathikolytika. Verh. Dtsch. Ges. I-n. Med. 80, 258–260 (1974)
(46) Grobecker H., Planz G., Withold G., Simrock R., Becker H. J., Lutz E., Petersen P.: Spezifische und unspezifische Wirkungen von β-Sympathikolytika am Menschen. Klin. Wschr. 54, 783–788 (1976)
(47) Hales C. A., Kazemi H.: Small Airways Function in Myocardial Infarction. New Engl. J. Med. 290, 761–765 (1974)
(48) Hansen J. F., Hesse B., Christensen N. J.: Enhanced sympathetik nervous activity after intravenous propranolol in ischemic heart disease: plasma noradrenaline splanchnic blood flow and mixed venous oxygen saturation at rest and during exercise. Europ. J. Clin. Invest. 8. 31–36 (1978)
(49) Heinecker R.: Zur Prophylaxe der koronaren Herzerkrankung. Therapiewoche 29, 3802–3810 (1979)
(50) Hutcheon M., Griffin P., Levison H., Zamel N.: Volume of isoflow. A new test in detection of mild abnormalities of lung mechanics. Amer. Rev. of Resp. Dis. 110, 458–465 (1974)
(51) Von Loon G. R., Schwartz L., Sole M. J.: Plasma dopamine responses to standing and exercise in man. Life Sci. 24, 2273–2278 (1979)
(52) Macklem P. T.: Disease in small airways. Amer. Lung Ass. 4, 1–6 (1976)
(53) Macklem P. T.: Obstruction in small airways – a challenge to medicine. Amer. J. of Med. 52, 721–724 (1972)
(54) Macklem P. T., Mead J.: Resistance of central and peripheral airways measured by a retrograde catheter. J. Appl. Physiol. 22, 395–401
(55) Matthys H., Vastag E., Daikeler G., Köhler D.: Beeinflussung der mukoziliaren Clearance durch Theophyllin-Ethylendiamin und Pindolol bei Patienten mit chronischer Bronchitis. Therapiewoche 33, 1003 (1983)
(56) Meier-Sydow J., Schultze-Werninghaus G.: Fehler durch Arzt und Patient bei der Therapie obstruktiver Atemwegserkrankungen: Warum ist die Zusammenarbeit so schwierig? In: Obstruktive Atemwegserkrankungen, Internat. Symposium Wien, 23.–24. 5. 1979, Verlag Gerhard Witzstrock, Baden-Baden – Köln – New York 1979, S. 241–245
(57) Mannesmann G., Schering A. G.: Persönl. Mitteil. ISA Mep.
(58) Meier J., Lydtin H., Zöllner N.: Über die Wirkung von adrenergen β-Rezeptorenblockern auf ventilatorische Funktionen bei obstruktiven Lungenkrankheiten. Dtsch. med. Wschr. 4, 145–147 (1966)
(59) Milic-Emili J., Ruff F.: Effects of pulmonary congestion and edema to the small airways. Europ. Physiopathol. Resp. 7, 118–1196 (1971)
(60) Milic-Emili J., Ruff F., McCarthy D., Stanley N., Iliff L. D., Hughes J. M. B.: Radioactive xenon methods for assessment of regional lung function in early pulmonary edema. Cent. Hemodyn. and Gas Exch. 25, 386–400 (1971)
(61) De Millas H., Ulmer W. T.: Der Tagesrhythmus der Strömungswiderstände in den Atemwegen und deren Beeinflußbarkeit. Pneumologie 144, 237–252 (1971)
(62) Nässel E., Welcke S., Buchholtz L.: Rauchgewohnheiten bei Kranken mit Herzinfarkt. Klinikarzt 6, 9, 658–692 (1977)
(63) Paget G. F.: Cardiogenetic action of propranolol. Brit. med. J. 16, 1266–1267 (1963)
(64) Parker C. W.: Adrenergic responsiveness in asthma. Supported by an allergy clinical center grant from the National Institute of allergy and infection disease. Asthma Physiol. Immunpharmacol. and Treatment, Acad. Press New York, 185–209 (1973)
(65) Peuler J. D., Johnson G. A.: Simultaneous single isotope radioenzymatic assay of plasma norepinephrine, epinephrine and dopamine. Life Sci. 21, 625–636 (1977)

(66) Planz G., Planz R., Gierlichs H. W., Rahm K. H.: Einfluß des Beta-Rezeptorenblockers Propranolol auf den Katecholaminspiegel und Dopamin-β-hydroxyglase bei essentiellen Hypertonikern. Med. Welt 29, 366–367 (1978)
(67) Planz S., Planz R.: Dissociation between duration of plasma catecholamine and blood pressure responses to beta-adrenergic blockers in normotensive subjects during physical exercise. Europ. J. Clin. Pharmacol. 19, 83–88 (1981)
(68) Prichard B. N. C.: β-adrenergic receptor blockade in hypertension, post present and future. Brit. J. Clin. Pharmacol. 5, 379–399 (1978)
(69) Da Rada M., Zürcher G.: Simultaneous radioenzymatic determination of plasma and tissue adrenaline, noradrenaline and opamine within the femto mole range. Life Ci. 19, 375–384 (1976)
(70) Rahn K. H., Haevlina A., Kersting F., Planz G.: Studies on the antihypertensive action of the optical isomers of propranolol in man. Naunyn-Schmiedeberg's Arch. Pharmakol. 286, 319–323 (1974)
(71) Reinhardt D., Nagel M., Stemmann E. A., Schachhoff R., Wegner F.: Verhalten des Noradrenalins beim Anstrengungsasthma im Kindesalter. Atemwegs- und Lungenkrankh. 5, 290–293 (1979)
(72) Ressl J., Cerny L., Jandova R., Nikodymova L.: Obstruction of small airways in patients after acute myocardial infarction. Lung 154, 65–74 (1976)
(73) Roussos C. S., Fixley M., Genest J., Cosio M., Kelly S., Martin R. R., Engel L. A.: Voluntary Factors Influencing the Distribution of Inspired Gas. Amer. Rev. of Resp. Dis. 116, 457 (1977)
(74) Rühle K. H., Matthys H.: Kritische Auswahl von Sollwerten für ein Computer-Programm zur Routine-Lungenfunktions-Diagnostik. Pneumologie 153, 223–233 (1976)
(75) Seaton A.: Asthma-contrast in care. Thorax 33, 1–2 (1978)
(76) Smidt U., Nerger K.: Sollwerte – Normalwerte – Referenzwerte. In: Ferlinz R.: Lungenfunktionsdiagnostik. Dustri Verlag, München–Deisenhoven 1976
(77) Scholtze J., Smolarz A.: Untersuchungen zur bronchospastischen Wirkung des β-Blockers Metipranolol bei Patienten mit chronischer Bronchitis. Therapiewoche 28, 876–882 (1978)
(78) Schulz V.: Small airways disease. Prax. u. Klin. d. Pneumol. 34, 187–218 (1980)
(79) Sutton P. P., Bateman J., Sheahan F., Pavia B., Clarke S. W.: Die Wirkung von Phyllotemp® retard auf die tracheobronchial mukoziliare Clearance. 2. Intern. Symposium über orale Theophylline zur Behandlung obstruktiver Atemwegserkrankungen, Zürich 1980
(80) Thormann I., Dorow P.: Risiko des Ein- und Mehrfachklappenersatzes unter Einbeziehung hämodynamischer und ventilatorischer Parameter. Herz/Kreisl. 10, 192–196 (1978)
(81) Trauth H. A.: Antihypertensive Therapie mit Betablockern und obstruktive Ventilationsstörung. Münch. Med. Wschr. 123, 1119–1121 (1981)
(82) Ulmer W. T., Lanser K.: Propranolol und Pindolol bei chronisch-obstruktiver Atemwegserkrankung. Dtsch. med. Wschr. 101, 1785–1768 (1976)
(83) Ulmer W. T., Reif E.: Die obstruktiven Erkrankungen der Atemwege. Dtsch. med. Wschr. 41, 1803–1809 (1965)
(84) Weiss Th., Dorow P., Felix R.: Effects of a beta-adrenergic drug and a secretolytic agent on muciliary clearance in patients with COLD. Chest 80, 881 (1981)
(85) Werdermann K., Jorde W.: Zur klinischen Wirkung und Pharmakokinetik intravenös applizierter Methylxanthine. Praxis und Klinik der Pneumologie 37, 191 (1983)
(86) Wettengel R., Fabel H.: Wirkung verschiedener β-Rezeptorenblocker auf die Ventilation bei obstruktiven Atemwegserkrankungen. Dtsch. med. Wschr. II, 1, 1816–1821 (1970)
(87) Von Wichert P., Boes J.: Beta-Rezeptorenblocker und Bronchialsystem. Med. Klinik 74, 1544–1547 (1979)

(88) Von Wichert P., Perckow I., Teufel W.: β_1-Selectivity of Drugs: Quality of the drug or quality of the patient. Respiration 39, 301–306 (1980)
(89) Wilson R. H., Meader R. S., Jay B. E., Higgins E.: The pulmonary pathologic physiology of persons who smoke cigarettes. New Engl. J. Med. 262, 956 (1960)
(90) Yamaguchi N., de Champlain J., Nadeau R.: Correlation between the response of the heart to sympathetic stimulation and the release of endogenous catecholamines into the coronary sinus of the dog. Circ. Res. 36, 662–668 (1975)
(91) Zöllner N.: Die Klinik der chronischen Bronchitis. In: Bopp-Hertle: Chronische Bronchitis. Symposium in Bad Ems, Schattauer-Verlag 1968, S. 227–246

Die Bedeutung der Intrinsic-Aktivität von Beta-Rezeptorenblockern in der Ophthalmologie

H. Bleckmann, P. Dorow

Die konservative Therapie des Glaukoms ist über 100 Jahre lang vorwiegend mit einem einzigen Therapeutikum, dem parasympathikomimetisch wirkenden Pilocarpin, erfolgt (23). Nach tonographischen Untersuchungen (1) läßt sich die Verminderung des Augeninnendrucks ausschließlich durch eine Verbesserung des Abflußwiderstandes im Tabekelwerk erklären. Nach dem heutigen Kenntnisstand ist Pilocarpin ohne jeden Einfluß auf die Sekretion des Kammerwassers im Ziliarkörperepithel. Die dominierende Stellung des Pilocarpins zur Behandlung des Glaukoms änderte sich, nachdem 1970 Betablocker zur Verminderung des Augeninnendruckes eingeführt wurden (13).

Die Effektivität der Betablocker auf die Verminderung des Augeninnendrucks, die geringe Wirkung auf die Akkomodationsfähigkeit, die geringe myopisierende Wirkung und die längere Wirkdauer haben den Betablockern eine herausragende Stellung zur Behandlung des erhöhten Augeninnendruckes garantiert. Als Mittel der Wahl haben sich die Betablocker jedoch besonders deshalb bewährt, weil sie bei fast allen Glaukomformen eingesetzt werden können.

Unter Betablockertherapie entfällt beim juvenilen Glaukom der Einfluß auf die Refraktion der Linse, beim akuten Glaukom können Betablocker zusätzlich zur miotischen Therapie einen additiven drucksenkenden Effekt leisten, in gleicher Weise auch bei fast allen Formen des Sekundärglaukoms (12, 16) und schließlich stellen die Betablocker die wichtigste pharmakologische Therapiegruppe beim chronischen Offenwinkelglaukom dar. Betablocker lassen sich auch bei Patienten unterschiedlicher Hautfarbe anwenden (15) und erweisen sich bei der Behandlung eines postoperativ auftretenden Glaukoms als effektiv (21). Lediglich beim Niederdruckglaukom ist wegen einer möglichen Wirkung der Betablocker auf die Gefäße des Sehnervenkopfes eine Behandlung mit diesen Medikamenten nicht zu empfehlen (24).

Die Effektivität der Betablocker zur Behandlung des erhöhten Augeninnendruckes hat sich nicht nur durch seine weite Verbreitung als Therapeutikum, sondern auch in einer deutlichen Reduzierung der antiglaukomatösen Operationen gezeigt. Bei den erwähnten Anwendungsmöglichkeiten der Betablocker zur

Behandlung des Glaukoms müssen aber auch die Nebenwirkungen dieser Medikamentengruppe erwähnt werden.

Werden β-sympathikolytische Augentropfen über längere Zeit verwendet, kann es zur quantitativen und qualitativen Veränderung der Tränenflüssigkeit kommen (3), es läßt sich auch ein lokalanästhesierender Effekt von Betablockern der Hornhautoberfläche nachweisen (11). Neben der allgemeinen Angabe fehlender systemischer Nebeneffekte nach Therapie mit Betablockern als Augentropfen werden minimale Beeinflussung der Pulsfrequenz (7) und Angaben über Abnahme der Herzfrequenz und des systolischen sowie diastolischen Blutdrucks gegeben (17).

Im Folgenden sollen Vergleiche zwischen verschiedenen Betablockern in ophthalmologischen Präparationen hinsichtlich des Augeninnendruckes und pulmologischer Parameter dargestellt werden. Zwar ist bekannt, daß nichtkardioselektive Betablocker kontraindiziert sind bei Patienten mit Asthma bronchiale und chronisch obstruktiven Atemwegserkrankungen (9, 10, 14), dennoch ergeben sich wesentliche Unterschiede durch verschiedenartige Betablocker, über die durch unsere Untersuchungen Aufschluß gegeben werden soll.

Patienten und Methoden

In einer ersten Studie (Pindolol-Timolol) wurde der Effekt einer 0,5%igen Timolol-Augenpräparation mit 1%igen Pindolol-Augentropfen verglichen. Als Parameter dienten der Augeninnendruck, der Atemwegswiderstand sowie das forciert exspiratorisches Volumen der ersten Sekunde.

Untersucht wurden 19 Patienten mit 13 männlichen und 6 weiblichen Probanden. Das Alter der Patienten lag zwischen dem 3. und 8. Lebensjahrzehnt mit einem Mittel von 60 Jahren. Bei allen 19 Patienten war seit längerer Zeit ein chronisches Offenwinkelglaukom bekannt und eine chronisch obstruktive Atemwegserkrankung festgestellt worden. Von 19 Patienten waren 18 rechte und 17 linke Augen in die Studie einbezogen worden. 2 der untersuchten Patienten hatten sich vor Beginn der Studie einer fistulierenden Glaukomoperation auf jeweils einem Auge unterzogen, einmal bestand eine einseitige Aphakie. Die Gesichtsfelder der Patienten wiesen zweimal nasale Defekte, sechsmal Parazentralskotome auf.

Bei 9 der 19 Patienten fanden sich Papillenexkavationen unterschiedlichen Ausmaßes. Die ophthalmologische Diagnose lautete 15mal Glaucoma chronicum, einmal Pigmentglaukom, einmal Glaucoma capsulare einseitig, einmal Glaucoma capsulare beidseitig. Patienten mit Anfällen von Luftnot wurden nicht in die Prüfung aufgenommen. Ferner wurden diejenigen Patienten ausgewählt, die unter keiner spasmolytischen Therapie standen. 1 Tag vor Versuchsbeginn erfolgte ein Spasmolysetest mit 2 Hub Terbutalin. Der Atemwegswiderstand mußte um mindestens 20% reversibel sein.

In einer zweiten Versuchsreihe (Pindolol-Metipranolol) wurden 10 Patienten mit chronischem Offenwinkelglaukom und gleichzeitig chronisch obstruktiver Bronchitis entsprechend der Definition der WHO untersucht. Die Patienten standen weder vor der Prüfung noch während der Untersuchungsphase unter einer spasmolytischen Therapie. 1 Tag vor Versuchsbeginn erfolgte ein Spasmolysetest mit 2 Hub Terbutalin. Der Atemwegswiderstand mußte um mindestens 20% reversibel sein. Das Alter der Patienten lag zwischen 57 und 81 Jahren, in der Mitte bei 69 Jahren. Untersucht wurden 20 Augen, bei sämtlichen Patienten war vor der Untersuchung die Diagnose mindestens 2 Jahre vor der Untersuchung gestellt worden. Eine Behandlung erfolgte stets konservativ. Der Kammerwinkel der Patienten war weit, keiner der Patienten war aphak oder hatte eine antiglaukomatöse Operation durchgemacht. Bei 8 der Patienten fand sich das Gesichtsfeld unverändert, bei einem waren parazentrale Skotome nachweisbar, bei einem Patienten fand sich eine konzentrische Gesichtsfeldeinengung für die Marke III/4 des Goldmann-Perimeters.

16mal waren Papillenveränderungen am Augenhintergrund nicht festzustellen. 4 mal fand sich eine glaukomatöse Optikusatrophie unterschiedlichen Ausmaßes. Getestet wurde 1%iges Pindolol in einer ophthalmologischen Operation und 0,6%ige Metipranolol-Augentropfen.

Beide Studien wurden in Form einer prospektiven Untersuchung als intraindividuelle cross-over-Studie ausgeführt. In der Untersuchungszeit galten für jeden Patienten der erste bis vierte Tag als Leerphase, am vierten Tag wurde morgens und mittags der Augeninnendruck mit dem Applanationstonometer bestimmt. Nach dem vierten Tag begann mit dem jeweils ersten Prüfpräparat die Medikation von einer Applikation der Augentropfen in die untere Conjunctivalfalte beider Augen jeweils am Morgen und Abend. In 3 Tagen einer Woche wurden der Augeninnendruck und die Obstruktionsparameter bestimmt, in der dritten Woche erfolgte wiederum die Leerphase, in der darauffolgenden vierten Woche die Prüfung des jeweils anderen Medikaments. Die Lungenfunktionsprüfung erfolgte unmittelbar nach Messung des Augeninnendruckes. Der Atemwegswiderstand wurde in einem volumenkonstanten Bodyplethysmographen FD 88 d. der Firma Siemens bestimmt.

Sämtliche Untersuchungen der Patienten erfolgten nach Aufklärung und Einverständniserkärung. Die Verwendung der Präparate als erstes bzw. zweites Medikament erfolgte nach einer vor Versuchsbeginn festgelegten Reihenfolge, die weder dem Untersucher noch dem Patienten bekannt war. Die unterschiedlichen Augentropfen waren in identischen Ophtiolen enthalten.

In Form eines intraindividuellen Vergleichs (Pindolol-Placebo) untersuchten wir die Auswirkung von Pindolol-Augentropfen auf die Herzfrequenz und den Blutdruck in Ruhe und Belastung. Diesbezüglich wurde bei 10 Lungengesunden Probanden eines mittleren Alters von 48 Jahren eine Ergometrie durchgefürt. Die Belastung erfolgte am elektronisch gebremsten Fahrradergometer der FA Cohde. Die Herzfrequenz wurde kontinuierlich über einen EKG-Schreiber und der Blutdruck minütlich nach Riva Rocci registriert. Die Belastung wurde grundsätzlich mit 50 Watt begonnen und 2-minütlich um je 25 Watt gesteigert. Bei Erreichen einer Herzfrequenz von 140/Min. wurde die Ergometrie beendet. 2 Stunden nach Applikation von 1%igem Pindolol bzw. Placebo in den unteren Bindehautsack wurde die Untersuchung wiederholt.

Ergebnisse

Die Abbildung 1 zeigt die Entwicklung des Augeninnendruckes als Mittelwert mit den dazugehörigen Standardabweichungen von 37 Glaukomaugen unter dem Einfluß einer 2-maligen Applikation einer 1%igen Pindolol- bzw.

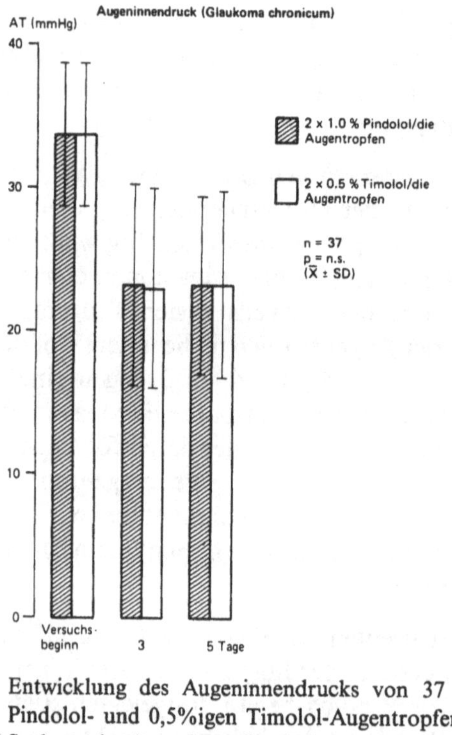

Abb. 1 Entwicklung des Augeninnendrucks von 37 Augen unter dem Einfluß von 1%igen Pindolol- und 0,5%igen Timolol-Augentropfen. Beide Betablocker rufen eine deutliche Senkung des Augeninnendrucks hervor, eine statistisch signifikante Unterscheidung beider Medikamente ist nicht gegeben.

0,5%igen Timolol-Augentropfenmedikation. Ohne den Einfluß von Betablockern findet sich der Augeninnendruck bei Versuchsbeginn identisch in beiden Gruppen bei 34 mm Hg. Am 3. Tag der Behandlung ergibt sich in der Pindololgruppe ein Mittelwert des Augeninnendruckes von 23,5 mm Hg, während der Mittelwert in der Timololgruppe bei 23,0 mm Hg liegt. Am 5. Tag in der Behandlung ergibt sich bei beiden Gruppen ein identischer Wert von 23,3mm Hg. Damit erfolgte eine Verminderung des Augeninnendrucks von 32%, bezogen auf das Ausgangsniveau. Die Wirkung der unterschiedlichen Betablocker auf die Entwicklung des Augeninnendruckes bei Glaukomerkrankten ist als identisch anzusehen. Eine signifikante Unterscheidung der beiden Betablocker ist nicht zu erkennen.

In der Abbildung 2 ist der Atemwegswiderstand bei 19 Patienten mit chronisch obstruktiver Atemwegserkrankung dargestellt. In der Timololgruppe steigt der Atemwegswiderstand von 5,3 auf 5,6 am ersten, 5,9 am dritten und fünften Behandlungstag. In der Pindololgruppe sinkt die totale Resistance ausgehend von einem Wert von 5,2 cmH_2O/l/sec am ersten und dritten Behandlungstag gering ab, erreicht am fünften Tag jedoch das Ausgangniveau wieder. Demnach werden in der Pindololgruppe Patienten mit Glaucoma chronicum und chronisch obstruktiver Atemwegserkrankung durch die Anwendung des Pindolols hinsichtlich des Atemwegswiderstandes nicht belastet. Der Unterschied zwischen dem Atemwegswiderstand in der Pindolol- und Timololgruppe ist statistisch signifikant von $p = < 0,001$ (Wilcoxon).

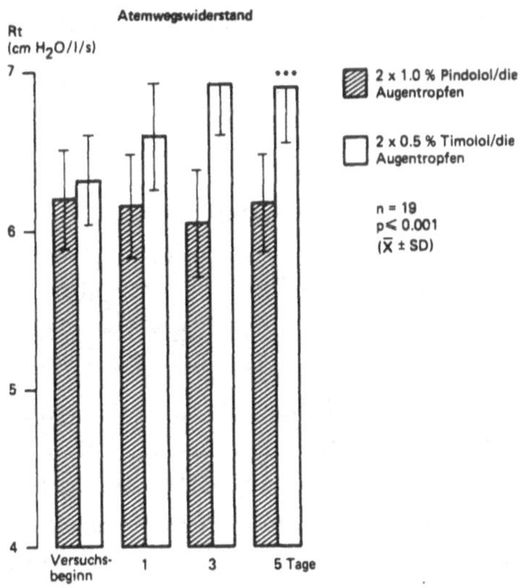

Abb. 2 Bei Patienten mit chronisch obstruktiver Atemwegserkrankung steigt der Atemwegswiderstand unter der Applikation von 2 mal 0,5%igen Timolol-Augentropfen deutlich an, während die ophthalmologische Medikation mit 1%igen Pindolol-Augentropfen den Atemwegswiderstand nahezu unverändert läßt.

Auch die 1-Sekundenkapazität bei Patienten mit chronisch obstruktiver Atemwegserkrankung wies unter einer ophthalmologischen Therapie mit beiden geprüften Betarezeptorenblockern charakteristische Unterschiede auf (Abb. 3). In der Pindololgruppe kommt es zu einer geringen Verminderung des exspiratorischen Volumens in der ersten Sekunde am ersten, dritten und fünften Tag, in der Timololgruppe ist der Abfall der 1-Sekundenkapazität etwas stärker ausgeprägt.

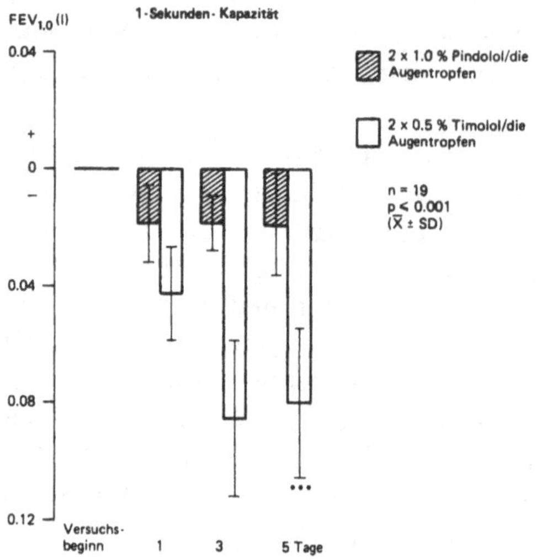

Abb. 3 Die 1-Sekundenkapazität bei Patienten mit chronisch obstruktiver Atemwegserkrankung ist unter einer zweimaligen Gabe von 0,5%igen Timolol-Augentropfen deutlich vermindert, während eine entsprechende Pindolol-Therapie die 1-Sekundenkapazität nur in einem geringen Ausmaß beeinträchtigt.

Die in der zweiten Studie durchgeführten Untersuchungen des Vergleichs unterschiedlicher Betarezeptorenblocker in einer ophthalmologischen Dosierung als Pindolol 1%ige- bzw. Metipranol 0,6%ige-Augentropfen werden in den folgenden Abbildungen dargestellt. Die Abbildung 4 gibt den Augeninnendruck als Mittelwert von 20 Glaukom-Augen wieder und die Verminderung nach Anwendung der Betablocker. In der Pindololgruppe sinkt der Augeninnendruck von 24 mm Hg vor der Behandlung auf 19 mm Hg am dritten und fünften Tag, das entspricht einer Verminderung um 21% bezogen auf den Ausgangswert. In der Metipranololgruppe ergibt sich eine Verminderung des Mittelwertes des Augeninnendruckes von 25 mm Hg auf 18 mm Hg am dritten und fünften Behandlungstag, das entspricht einer relativen Drucksenkung um 28% bezogen auf den Ausgangswert. In einer statistischen Analyse (Wilcoxon-Test) ergab sich zwar ein statistisch signifikanter Unterschied bezogen auf die Ausgangswerte, die Gruppen untereinander wiesen jedoch keine signifikant voneinander abweichende Drucksenkung auf.

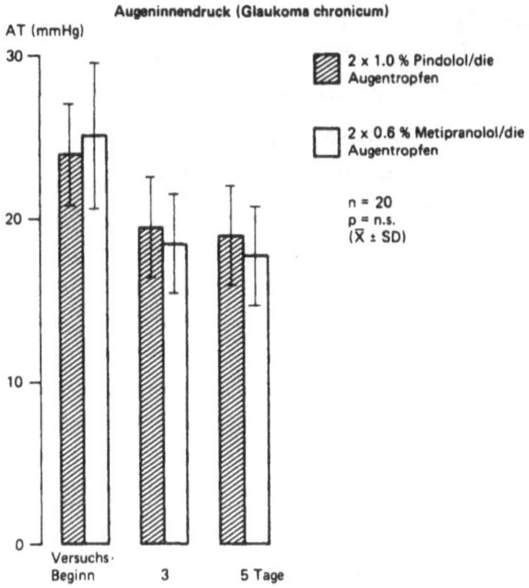

Abb. 4 Der Augeninnendruck bei Patienten mit Glaucoma chronicum sinkt unter der ophthalmologischen Therapie von 1%igem Pindolol bzw. 0,5%igem Metipranolol. Dabei ist die stärkere augeninnendrucksenkende Wirkung durch das Metipranolol gegeben. Eine signifikante Unterscheidung beider Medikamente läßt sich nicht nachweisen.

Die Abbildung 5 gibt die Veränderung der Mittelwerte des Atemwegswiderstandes bei Patienten mit chronisch obstruktiver Bronchitis wieder, die mit Pindolol bzw. mit Metipranolol-Augentropfen behandelt worden sind. Bei den

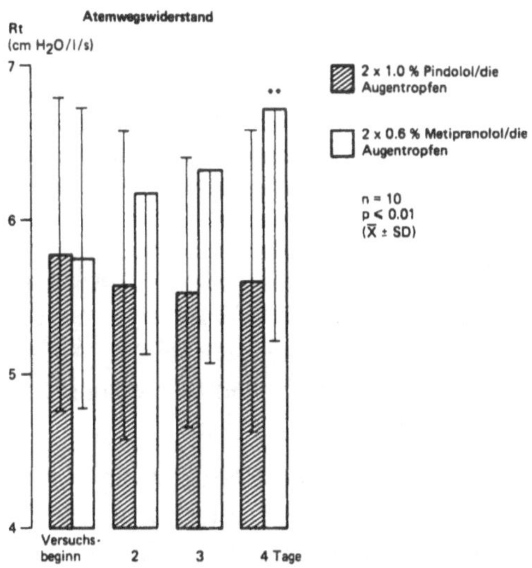

Abb. 5 Der Atemwegswiderstand bei Patienten mit chronisch obstruktiver Bronchitis steigt signifikant unter der Medikation von 0,6%igen Metipranolol-Augentropfen im Vergleich zur entsprechenden Pindololtherapie.

mit Pindolol behandelten 10 Patienten kommt es zu einer Veränderung des Widerstandes von 5,75 vor Behandlungsbeginn auf 5,6 cm H_2O/l/sec am zweiten, 5,5 am dritten und 5,6 cm H_2O/l/sec am vierten Behandlungstag und ist damit nahezu konstant. In der Metipranolol-Gruppe jedoch kommt es zu einem kontinuierlichen Anstieg des Atemwegswiderstandes von 5,75 vor der Behandlung auf 6,1 am zweiten, 6,3 am dritten und 6,7 cm H_2O/l/sec am vierten Behandlungstag. Die Veränderung des Atemwegswiderstandes zwischen zwei Gruppen ist signifikant mit $p = < 0{,}01$.

Die Abbildung 6 gibt die Veränderung der 1-Sekundenkapazität der mit Pindolol bzw. Metipranolol behandelten 10 Patienten wieder.

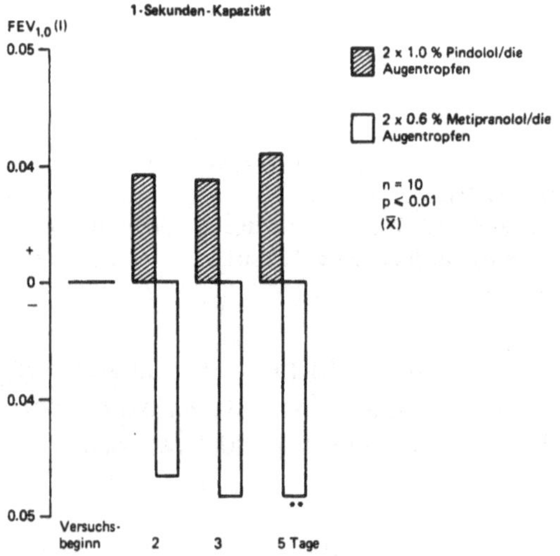

Abb. 6 Die 1-Sekundenkapazität bei chronischen Bronchitikern wird durch den Betablocker Metipranolol 0,5%ig zweimal lokal am Auge appliziert deutlich geringer, während es unter der Therapie von 1%igem Pindolol zu einem geringen Anstieg der Mittelwerte kommt.

Unter der Behandlung von Pindolol-Augentropfen 2 täglich appliziert kommt es bis zum 5. Tag zu einem geringen Anstieg des Volumens um ca. 0,15 l, während die mit Metipranolol behandelten Patienten einen Abfall der 1-Sekundenkapazität um nahezu 0,08 l aufweisen. Der Unterschied zwischen beiden Gruppen ist wiederum signifikant mit $p = < 0{,}01$.

In Ruhe und unter Belastung kam es zu einer Reduzierung der mittleren Herzfrequenz (Abb. 7) unter β-Blockade im Vergleich zu Placebo. Die Abnahme der Herzfrequenz hat jedoch – auch bei Betrachtung der Einzelfälle – keine klinische Relevanz. Signifikante Unterschiede des systolischen und diastolischen Blutdruckes in Ruhe und unter Belastung traten nicht auf.

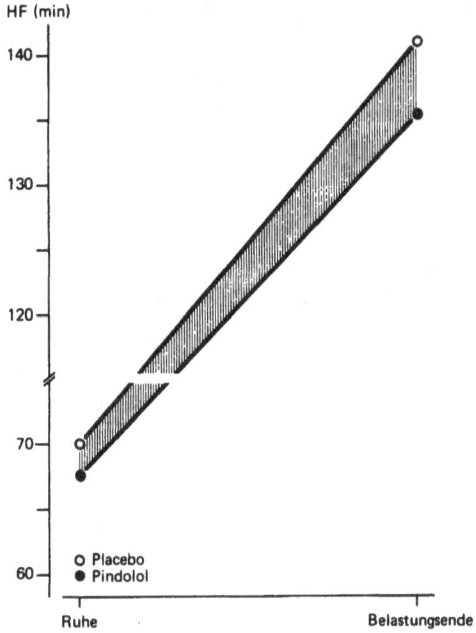

Abb. 7 Verhalten der Ruhe- und Belastungsherzfrequenz nach Applikation von 1,0%igem Pindolol bzw. Placebo.

Diskussion

Überraschend für den Ophthalmologen ist der Effekt, der von 2 Tropfen eines Glaukompräparates auf die Herz-, Kreislauf- und bronchopulmonalen Parameter ausgehen soll. Tatsächlich finden sich in dem täglich applizierten Volumen einer ophthalmologischen Lösung z. B. Metipranolol 0,6% nur 0,8 mg des Betablockers (Tab. 1) und diese können systemisch wirksam werden,

Tabelle 1 Vergleich einer ophthalmologischen und internistischen oralen Betablockerdosierung am Beispiel des Metipranolols bezogen auf die Gesamtapplikation pro Tag. Die orale Gabe von Betablockern übersteigt danach die ophthalmologische Medikation um den Faktor 40.

Quantifizierung von Beta-Blockern in ophthal./intern. Dosierung		
Metipranolol		
1 Tropfen	–	33 µl
0.6% Lösung	–	200 µg
Beidseits 2x/d	–	0.8 mg
3 × 1 Tabl 10	–	30.0 mg
Faktor	1 : 40	

wenn sie durch die abführenden Tränenwege in den Bindehautsack und Rachenraum gelangen und resorbiert werden. Die ophthalmologische Ordination von Betablockern scheint dabei verschwindend gering gegenüber einer normalen internistischen Betablockertherapie mit Metipranolol, die bei 30 mg/die als orale Dosis verordnet wird. Das Verhältnis der verglichenen Menge läßt sich mit einem Faktor von 1 : 40 angeben.

Das Verhältnis einer Betablockertherapie in ophthalmologischer und internistischer Dosierung ist nahezu ausgeglichen, sofern die Betablocker für den internistischen Gebrauch parenteral verordnet werden, wie das für den Betablokker Pindolol möglich ist. Berechnet man die Anflutmenge einer einmaligen beidseitigen 1%igen Pindolol-Augentropfenlösung, ergibt sich eine Menge von 0,6 mg (Tab. 2), eine intravenöse Pindololordination geht von 0,4 mg aus und dadurch ergibt sich ein Faktor von 1 : 0,7.

Tabelle 2 Der Vergleich der ophthalmologischen und intravenös internistischen Dosierung von Betablockern zeigt, daß diese in einem vergleichbaren Verhältnis gegeben werden, so daß sich der Faktor von 1 : 0,7 ergibt.

Quantifizierung von Beta-Blockern in ophthal./intern. Dosierung		
Pindolol		
1 Tropfen	–	33 µl
1.0% Lösung	–	330 µg
Beidseits	–	0.6 mg
1 Amp. i. v.	–	0.4 mg
Faktor	1 : 0.7	

Dieses Beispiel zeigt, daß die orale bzw. intravenöse Ordination im Dosis-Wirk-Verhältnis grundsätzlich unterschiedlich beurteilt werden muß. Offensichtlich unterliegen die Augentropfen mit Betablockern einer vollständigen Resorption, so daß sie in ihrem Aktionsverhältnis einer intravenösen Gabe vergleichbar ist und dann auch mit systemischen Nebenwirkungen zu rechnen ist.

Die von uns registrierte Abnahme der Herzfrequenz nach Applikation von Pindolol-Augentropfen stimmt mit den Ergebnissen von Dausch (7) überein. Die Reduktion der Ruhe- und Belastungsherzfrequenz dürfte jedoch keine klinische Relevanz besitzen. Die Intrinsic-Aktivität von Pindolol verhindert jedoch möglicherweise im Vergleich zu anderen β-Blockern ohne ISA einen stärkeren Abfall der Herzfrequenz.

Als Resorptionsort kommt besonders die Schleimhaut des Tränensackes und des Rachens in Frage. Möglicherweise auch spielt es eine Rolle, daß resorbierte Betablocker vom Resorptionsort direkt in den Herz- und Lungenkreislauf gelangen können, ohne sich weiter in andere Gewebe verteilen zu können, so daß die Konzentration besonders hoch ist.

Im Gegensatz dazu müssen oral applizierte Betablocker nach Resorption von Magen- und Darmschleimhaut erst noch eine Passage durch die Leber vollziehen, dabei ist möglicherweise die Bindung an z. B. Glucuronat mit einem Verlust der Betablockeraktivität verbunden. Letztlich mag auch eine Rolle spielen, mit welcher Anflutdosis ein Effektororgan betroffen wird. Es ist denkbar, daß neben dem Serumspiegel besonders die initiale Welle eines Pharmakons eine Organantwort bzw. Nebenwirkung auslöst. Es ist so verständlich, daß bereits durch die verordnete ophthalmologische Betablockerlösung lokale Plasmakonzentrationen erreicht werden, die die beschriebenen Nebenwirkungen initiieren können. Die dargestellten Gründe erklären alle systemischen Nebenwirkungen nach lokaler Betablockermedikation am Auge. Es scheint deshalb besonders wichtig, darauf zu achten, daß die ophthalmologisch verwendeten Betablocker neben ihrem augendrucksenkenden Effekt sich durch geringe systemische Nebenwirkungen auszeichnen.

Die hier vorgestellten Betablocker haben ohne Ausnahme einen drucksenkenden Effekt auf den intraokularen Druck bei dem chronischen Offenwinkelglaukom. Der biochemische Wirkmechanismus der Betarezeptorenblocker konnte bisher nicht aufgeklärt werden, die eigentliche Betablockade am unpigmentierten Epithel des Ziliarkörpers scheint für diesen Vorgang nicht maßgeblich zu sein (20). Möglicherweise spielen membranstabilisierende Wirkungen der Betablokker eine Rolle (5), aber auch calciumantagonistische Eigenschaften (19) und vaskuläre Effekte (4) werden durch die Applikation von Betablockern diskutiert. Unbestritten jedoch ist die Tatsache, daß die Betablocker in der Lage sind, eine Herabsetzung der Kammerwasserproduktion zu bewirken (6).

Für den klinischen Bereich ist jedoch zu fordern, wenn die Wirkung der verschiedenen Betablocker am Auge vergleichbar ist, daß Unterschiede ihrer Nebenwirkungen der einzelnen Pharmaka untereinander stärker als bisher berücksichtigt werden. So ist zu erwarten, daß alle betablockierenden Sympathikolytika auch in ophthalmologischer Dosierung andere kammerwassersekretionshemmende Effekte haben. Aus diesem Grund ist die Frage zu beantworten, ob Betablocker mit einer intrinsic-sympathatikomimetischen Eigenschaft (ISA), die diese Nebenwirkungen an den großen Bronchen kompensieren könnten, auch einen vergleichbaren drucksenkenden Effekt auf den Augeninnendruck aufweisen würden, wie die bisher verwendeten Betablocker. Wie wir in vorangegangenen Studien nachweisen konnten (2, 8), lassen sich mit Betablockern und ISA-Effekt augeninnendruckreduzierende Eigenschaften nachweisen, die den Betablockern ohne ISA-Effekt vergleichbar waren. Inzwischen liegen auch Langzeituntersuchungen mit Pindolol-Augentropfen vor, die sich über Monate erstrecken (18) und die ersten Untersuchungen hinsichtlich der Beeinflussung des pulmonalen Systems bestätigen. Nach den bisher gemachten Erfahrungen mit den Pindolol-Augentropfen zur Vermeidung bronchopulmonaler Komplikationen wird zu erwarten sein, daß auch andere Betablocker mit ähnlich günstigen Eigenschaften bekannt werden. Der Betablocker Betaxolol zum Beispiel scheint bei Patienten mit asthmatischer Bronchitis einen ähnlich günstigen Effekt, wie das Pindolol ausüben zu können (22).

Zusammenfassung

Die Betablocker zur Behandlung sämtlicher Glaukomformen haben sich seit über 10 Jahren bewährt. Der Gebrauch von Betasympathikolytika ist jedoch eingeschränkt bei Personen mit Asthma bronchiale oder chronisch obstruktiver Bronchitis. Der Vergleich von Betablockern mit (1% Pindolol) und ohne (0,5% Timolol und Metipranolol 0,6%) intrinsischer Aktivität (ISA) zeigte einen nahezu identischen Effekt auf die Verminderung des Augeninnendruckes. Die Wirkung auf den Atemwegswiderstand und das forciert exspiratorische Volumen jedoch brachte signifikant unterschiedliche Wirkungen zutage. Pindolol veränderte bronchopulmonalen Parameter kaum, während Betablocker ohne ISA-Effekt den Atemwegswiderstand erhöhen und das forciert exspiratorische Volumen verminderten. Auf die Bedeutung der Nebenwirkungen der Betablokker in ophthalmologischen Konzentrationen wird hingewiesen.

Literaturverzeichnis

(1) Bill A. L.: Effect of atropine and pilocarpine in aqueous humor dynamics in cynomolgus monkeys. Exp. Eye Res. 6, 120 (1976)

(2) Bleckmann H., Dorow P.: Die Wirkung von Timolol- und Pindolol-Augentropfen auf den intraokularen Druck und den Atemwegswiderstand. In: Kriegelstein G. K., Leydecker W. (Hrsg.), Medikamentöse Glaukomtherapie. Bergmann Verlag, München 1982, S. 151

(3) Bonomi L., Steindler P., Tomazzoli L.: Meccanismi adrenergici e pressione intraoculare (Pindololo) a livello del segmènto anteriore oculare. Boll Oculist 56, 217 (1977)

(4) Christini G., Giovanni A.: Pressure lowering effect of timolol with refernd to its topical cascular action. Albrecht v. Graefes Arch. Klin. exp. Ophthalmol 211, 325 (1979)

(5) Candia O. A., Podos S. M., Neufeld A. H.: Modification by timolol of catecholamine stimulation of chloride transport in isolated corneas. Invest. Ophthalmol. Vis. sci. 18, 691 (1979)

(6) Coaks R. L., Brubaker R. F.: The mechanism of timolol in lowering intraocular pressure. Arch. Ophthalmol. 96, 2045 (1978)

(7) Dausch D., Michelson W., Lorenz E. D.: Langzeitbehandlung des Weitwinkelglaukoms mit Timolol. Klin. Mbl. Augenheilk. 174, 127 (1979)

(8) Dorow P., Bleckmann H.: Die Wirkung von Timolol- und Pindolol-Augentropfen auf die großen und kleinen Atemwege bei Patienten mit einer small airways disease. In: Krieglstein G. K., Leydecker W. (Hrsg.), Medikamentöse Glaukomtherapie. Bergmann Verlag, München 1982, S. 195

(9) Dorow P.: Influence of intrinsic sympathomimetic activity (ISA) during β-adrenoceptor blockade in asthmatics. Brit. J. of clin. pharm. 13, 321 (1982)
(10) Dorow P., Schmutzler H.: The influence of Acebutolol, Pindolol and Propranolol on resistance in the small snd large airways in patients with chronic obstructive bronchitis and in patients without pulmonary disease. Excerpta medica 27 (1980)
(11) Draeger J., Buhr-Unger H., Winter R.: Die Wirkung von Betarezeptorenblockern auf die Hornhautsensibilität. In: Krieglstein A. K., Leydecker W. (Hrsg.), Medikamentöse Glaukomtherapie. Bergmann Verlag, München 1982, S. 195
(12) Haimann M. H., Phelps L. B.: Prophylactiv Timolol for the prevention of high intraocular pressure after cataract extraction. A vandomized, prospective, double-blind trial. Ophthalmology 88, 233 (1981)
(13) Hall R., Robin R. D., Share N.: A new potent β-adrenergic block agent, 3-morpheline-4 (3-b-butylomine-2-hydroxy-propoxy) 1-2-5. thiochiazale hydrogen maleate. Proc. Can. Fed. Biol. Soc. 13, 33 (1970)
(14) Holtmann H. W., Holle J. P., Gläser K.: Änderungen des bronchialen Strömungswiderstandes bei Asthma bronchiale durch einmalige Applikation von Timolol-0,25%-Augentropfen. Klin. Mbl. Augenheilk. 176, 441 (1980)
(15) Katz J. M.: Wirksamkeit und Sicherheit der Langzeitbehandlung mit Timolol-Augentropfen beim chronischen Offenwinkelglaukom. Klin. Mbl. Augenheilk. 175, 225 (1979)
(16) Lass J. H., Pavan-Langston B.: Timololtherapy in secondary angle closure glaucoma post penetrating keratoplasty. Ophthalmology 86, 51 (1979)
(17) Merte H. J., Merkle W.: Timolol-Augentropfen in der Glaukombehandlung. Ergebnisse einer Langzeitstudie. Klin. Mbl. Augenheilk. 177, 562 (1980)
(18) Merte H. J., Stryz J. R., Mertz M.: Pindolol-Augentropfen (Glauka Visken[R]) – Halbjahresergebnisse einer Glaukomtherapie. Klin. Mbl. Augenheilk. 184, 227 (1984)
(19) Nayler W. G.: The effect of pronethalol and propranolol on lipid-factilitated transport of calciumions. J. Pharmacol. Exp. Ther. 153, 419 (1966)
(20) Obstbaum S. A., Galin M. A.: The effects of timolol on cataract extraction and intraocular pressure. Am. J. Ophthalmol. 88, 1017 (1979)
(21) Neufeld A. H., Zawistowski K. A., Page E. D., Bromber B. B.:Influences on the density of β-adrenergic receptors in the cornea and iris-ciliary body of the rabbit. Invest. Ophthalmol. Vis. sci. 17, 1069 (1978)
(22) Schoene R., Abuan T., Ward R., Beasley H.: Effects of topical betaxolol, timolol and placebo on pulmonary function in asthmatic bronchitis. Am. J. Ophthalmol. 97, 86 (1984)
(23) Weber A.: Die Ursache des Glaukoms. Albrecht v. Graefes Arch. Ophthalmol. 23, 1 (1977)
(24) Wilson R. P., Kanal N., Spaeth G. L.: Timolol: its effectiveness indifferent types of glaucoma. Ophthalmology 86, 43 (1979)

Der zerebrale Angiospasmus

Experimentelle und klinische Grundlagen, Fortschritte der Diagnostik und Therapie

Herausgegeben von
D. Voth · P. Glees

17 x 24 cm. 568 Seiten. Mit 205 Abbildungen. 1984.
Gebunden. **DM 148,–** ISBN 3 11 009991 8

Der vorliegende Band enthält neben Referaten aus dem Gebiet der Anatomie, Physiologie und Pharmakologie des glatten Gefäßmuskels und der zerebralen Durchblutung Beiträge kompetenter Experten über das Problem der **Pathophysiologie der zerebralen Durchblutung** und des Spasmus zerebraler Gefäße. Ferner werden ausdrücklich besprochen die Diagnostik des Angiospasmus, sein klinisches Korrelat, ferner die Bedeutung dieses Vorganges für die **Zeitwahl der Aneurysmaoperation.** Besondere Beachtung findet das Problem der **Pharmakotherapie,** die erstmals durch Anwendung der sogenannten **Kalziumantagonisten** eine effektive therapeutische Beeinflussung möglich macht.

W DE G **de Gruyter**

FSC
www.fsc.org
MIX
Papier | Fördert gute Waldnutzung
FSC® C083411

Zeitfracht Medien GmbH
Ferdinand-Jühlke-Straße 7
99095 Erfurt, Deutschland
produktsicherheit@kolibri360.de